**통**째로
**생**으로
**식**물식

# 통째로 생으로 식물식

| | | | |
|---|---|---|---|
| 발행일 | 2024년 9월 9일 | | |
| 지은이 | 정일경, 박현정, 이재민, 심현수, 한봉희, 이경란 | | |
| 펴낸이 | 손형국 | | |
| 펴낸곳 | (주)북랩 | | |
| 편집인 | 선일영 | 편집 | 김은수, 배진용, 김현아, 김다빈, 김부경 |
| 디자인 | 이현수, 김민하, 임진형, 안유경, 한수희 | 제작 | 박기성, 구성우, 이창영, 배상진 |
| 마케팅 | 김회란, 박진관 | | |
| 출판등록 | 2004. 12. 1(제2012-000051호) | | |
| 주소 | 서울특별시 금천구 가산디지털 1로 168, 우림라이온스밸리 B동 B111호, B113~115호 | | |
| 홈페이지 | www.book.co.kr | | |
| 전화번호 | (02)2026-5777 | 팩스 | (02)3159-9637 |

ISBN   979-11-7224-229-9 03510 (종이책)      979-11-7224-230-5 05510 (전자책)

**(주)북랩** 성공출판의 파트너
북랩 홈페이지와 패밀리 사이트에서 다양한 출판 솔루션을 만나 보세요!
**홈페이지** book.co.kr    •    **블로그** blog.naver.com/essaybook    •    **출판문의** book@book.co.kr

**작가 연락처 문의 ▸ ask.book.co.kr**
작가 연락처는 개인정보이므로 북랩에서 알려드릴 수 없습니다.

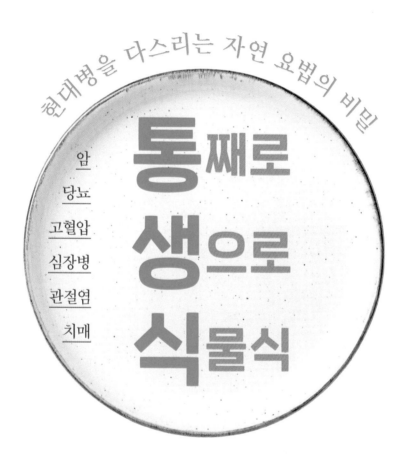

현대병을 다스리는 자연 요법의 비밀

암
당뇨
고혈압
심장병
관절염
치매

통째로
생으로
식물식

정일경, 박현정, 이재민, 심현수, 한봉희, 이경란 지음

북랩

# 추천사

동양의학을 기반으로 한 자연치유 식물식의 섭취를 통해 대체 불가능한 유기체인 우리 몸을 항상 건강하게 유지될 수 있도록 자연만이 답인 단순한 자연식 요리, 영양, 운동을 통해 삶의 질을 높일 수 있는 합리적인 조언들로 건강으로 가는 길잡이 지침서가 될 것이다.

*임태기*

(전 제일기획 사장, 대한육상연맹 회장, 삼성라이온즈 사장)

자연을 담은 음식의 중요성을 새삼 느끼게 하며, 운동, 마음 다스림, 자연치유를 통해 건강을 지킬 수 있는 방법을 잘 설명하고 있어 현대 사회에서 건강한 삶을 추구하는 하나의 길잡이가 될 수 있다.

*이병한*

(연세대학교 의과대학 교수)

본 저서는 현대인이 가장 많이 겪고 있는 신체 및 정신질환의 원인을 한의학적인 그리고 자연치유의 원리를 바탕으로 쉽게 설명하고 있어 자연치유 전문가를 비롯하여 일반인에게도 많은 도움이 될 것이다. 또한 최신 뇌과학의 지식에 근거하여 우울, 불안장애 등 정신질환에 매우 유용한 음식 처방, 운동, 명상요법 등 구체적인 건강관리의 실천 방법까지 알려주고 있어 본 저서는 현대인의 건강한 삶을 유지하는 데 꼭 필요한 지침서이자 최고의 안내서이다.

심인섭

(경희대학교 의과대학 교수)

# 목차

## 제1장

## 인간과 천인상응

# 제2장

# 인체와 자연치유의 원리

# 제3장

# 단순하게 먹자

# 제4장

# 노화와 뇌 질환에 맞서는 운동의 힘

# 제5장

# 뇌신경 세포 생성과 운동의 효과

# 제6장

# 운동과 관련된 노화 유전자

# 제7장

# 마음을 다스려 몸을 치유하다

# 제8장

# 올바른 영양소 섭취로 건강을 유지하다

제1장

# 인간과
# 천인상응

# 1

## 자연의 먹거리를 섭취하고 자연환경에 적응하며 살아가는 인간은 천인상응(天人相應)의 존재이다

동양의학(東洋醫學)에서 옛 선인들은 사람의 몸을 우주자연(宇宙自然)의 한 부분이라고 보고 소우주(小宇宙)라 칭하였으며 자연의 사물 현상(事物現象)과 사람 몸의 생리적 구조기능을 연관시켜 이해하고 설명하였다.

음·양(陰·陽)이라든가 오행(五行)이라든가 오운육기(五運六氣) 등의 비유법은 사람의 생리 및 병리기전을 이해하고 설명하는 용어들인데 모두 자연의 사물과 현상에서 가져온 것들이다.

우리의 한의학(韓醫學)에서도 선조들은 宇宙自然과 사람은 서로 상응(相應)하는 존재(存在)이며 自然의 한 부분으로서 인간(人間)을 소우주(小宇宙)로 간주한다. 그래서 인간의 삶도 자연의 순환 규율에 따라야 한다는 天人相應의 이론이 한의학 이론의 근간이다.

아침에 해가 뜨면 모든 생물(生物)이 깨어나서 활동하고, 해가 지고 밤이 되면 온 세상이 잠이 든다. 이처럼 사람도 아침에 일어나서 낮에는 일하고 저녁이 되면 활동을 멈추고 밤에는 잠을 자야 한다.

인간은 자연 속에서 살아가는 천지자연 하나의 생명이기 때문에 이러한 자연의 질서에 따라 살아가야 하며, 이를 잘 지키지 않거나 자연의 법도를 거스르면 몸이 아프거나 질병이 발생한다는 것이 한의학의 기본이론이다.

자연계를 한 번 살펴보자. 봄에는 만물이 싹이 트고 여름 내내 성장하며 가을에는 열매를 맺고 겨울에는 거두어 갈무리한다. 이러한 생장수장(生長收藏)의 원리에 의해 자연계(自然界)의 인간(人間)과 뭇 생명(生命)들이 서로 어울려 상부상조(相扶相助)하며 몸에 필요한 영양과 정기(精氣)를 보충하여 살아간다.

예로부터 사람들은 봄과 여름에는 일찍 일어나 농사를 짓고, 가을이면 추수하여 다음 일년(一年)의 살림살이를 위해 겨울에는 저장하고 갈무리한다.

똑같이 사람도 자연의 이치에 따라 해가 뜨는 아침에는 일찍 일어나 낮 동안 열심히 일을 하고 해가 지는 저녁이면 활동을 멈추고 휴식을 취하며 밤에는 잠을 자면서 내일의 에너지를 축적해야 한다.

이처럼 자연 속에서 삶을 영위하는 모든 사람과 생명체는 자연의 이치에 따라서 양의 기운이 왕성한 낮에는 밤에 자면서 축적했던 에너지로 활동하고, 반대로 음의 기운이 축적되는 밤에는 활동을 멈추고 쉬면서 낮에 소모한 에너지를 갈무리하고 보충한다. 一年 中에는 陽의 계절인 봄과 여름에는 활동을 많이 하고, 陰의 계절인 가을과 겨울에는 기운을 갈무리하고 저장(貯藏)해서 다음 활동기를 준비해야 한다.

음식을 먹고, 잠을 자고, 활동하는 등 인간이 살아가면서 하는 모든 유체정신적(肉體精神的), 사회적(社會的) 활동이 양생활동(養生活動)의 일환(一環)이다. 그래서 자연의 순리에 따라 사는 삶의 규칙을 양생(陽生)의 법도(法道)라 한다.

무릇 도(道)에는 지켜야 할 몇 가지 원칙이 있는데 養生의 道 또한 그러하다. 양생의 道를 지키는 첫 번째는 제철에 나는 음식을 먹는 것이고, 우리가 발을 딛고 몸을 대고 살아가는 제 땅에서 나는 과일 채소와 곡식을 먹는 것이다.

그 이유는 自然의 一環인 人間이 필요로 하는 영양분과 精氣는 제철 음식과 몸이 태어나고 적응해서 살아가는 바로 그 토양(土壤)에서 비로소 얻을 수 있기 때문이다. 그런 의미에서 우리 韓國 사람은 망고, 바나나보다 사과, 배가 건강에 훨씬 더 좋고, 치즈나 빵보다 발효류의 김치, 된장과 통곡류의 밥이 더 좋고 더 중요하다고 할 수 있다. 이것이 우리가 흔히 말하는 신토불이(身土不二)이다.

人間은 흙 속에 뿌리를 박고 있는 자연 식물들이 太陽의 陽氣를 흡수하여 영양분으로 생성(生成)하는 광합성작용(光合成作用)으로 만든 음식물을 먹음으로써 살아가는 데 몸에 필요한 영양분을 섭취한다.

그렇게 自然 속에서 자연이 내어주는 생산물(生産物)을 먹으면서 평생을 살다가 생명을 다한 후에는 흙으로 돌아가고 그 흙 속에서는 다시 미생물이 번식하고 그들의 도움으로 또 식물이 자라서 새로운 생명을 탄생시키고 자라게 한다.

이러한 자연의 생리적 순환과정이 무한하게 반복되어 돌아가기 때문에 사람이 죽어서 땅속에 묻히는 것을 돌아갔다고 하는 것이다. 생명(生命)의 본원(本原)으로 돌아간 것이 맞다.

땅과 흙은 사람에게 그렇게 중요하고 生命의 탄생 원인이 되기 때문에 陰陽五行에서도 흙 토(土) 자(字)를 가운데에 두고 나머지 네 가지 요소를 상하좌우(上下左右)에 배치하여 木 火 土 金 水의 오행(五行)을 배열했다.

그런 측면에서 자연의 만물(萬物)이 성장(成長)하고 생멸(生滅)하는 원리(原理)는 땅에서부터 시작하여 땅으로 귀결되며 그러한 생명의 순환질서(循環秩序)는 여환무단(如環無斷)하다 하겠다.

특히 제고장 제철 음식에는 그 계절에 그 고장에 사는 사람의 몸에 가장 적절하고 필요한 영양소가 들어있다. 인간과 모든 생물에 필요한 영양소는 대부분 토양에서 비롯되며 또 그 영양으로 사는 생명체는 다시 그 땅으로 돌아가기 때문에 신토불이(身土不二)라고 하는 것이다.

# 2

## 자연의 질서를 거스르면
## 소우주인 인간의 몸에는 이상이 발생한다

근현대에 와서 자연과학(自然科學)과 물질문명(物質文明)이 급속도로
발달하면서 인간은 전기(電氣)의 빛과 에너지로 밤과 낮의 구분이 없
이 일하고 활동하면서 자연의 생명 질서를 거스르고 몸에 음·양(陰·陽)
의 불균형(不均衡)을 초래하였다. 바로 그것이 모든 질병발생(疾病發生)
의 근본적(根本的)인 원인(原因)이다.

그렇게 생긴 질병(疾病)은 자연(自然)의 질서(秩序)를 회복(回復)하지 않
는 한 의학(醫學)으로는 고칠 수 없다.

양(陽)의 기운이 부족한 밤, 잠을 자야 할 음(陰)의 시간대에 현대인
은 컴퓨터나 TV, 스마트폰 등으로 일이나 게임을 하거나 취미 오락을
하면서 양기(陽氣)를 소모한다.

낮에는 하늘 陽의 기운을 받아서 활동하는 데 지장이 없지만, 밤이
되면 대기에 陽의 기운이 거의 없어진다. 그런데 우리는 쉬면서 몸에
에너지를 충전해야 할 시간대에 몸에 남아 있던 양기(陽氣) 즉 생명 에

너지를 과용(過用)해서 소모한다.

　그뿐만 아니라 밤에는 우리 몸의 오장육부(五臟六腑)도 쉬어야 하는데 야식과 폭식으로 밤에 많은 음식물(飮食物)을 먹음으로써 장부에 쉴 틈을 주지 않고 혹사해 결국 면역 기능에 문제가 생기게 되는 것이다.

　사람은 밤에 휴식을 취하면서 장부에서는 하루 동안 몸에 쌓인 노폐물과 독소를 배출하고 세포(細胞)와 장기(臟器)를 정화하며 다음 날 활동에 필요한 기운(氣運)을 축적(蓄積)하고 회복(回復)한다. 그래서 아침이 되면 다시 원기(元氣)가 충전되어 생명활동(生命活動)과 사회활동(社會活動)을 할 수 있게 된다.

　그러나 현대인들은 업무나 유흥으로 밤낮없이 쉬지 않고 과로하며 원기를 손상하고 그로 인해 면역 기능과 몸에 내재한 자연치유기능(自然治癒機能)을 손상(損傷)시킨다.
　이러한 생활 습관이 오랜 기간 반복(反復)되면 우리 몸의 세포(細胞)와 조직기관(組織器官)에 피로(疲勞)가 누적되어 인체의 질병 방어 기능과 자연회복(自然回復) 기능이 제대로 작동하지 않게 되고 결국 암, 당뇨병, 고혈압, 심장병, 뇌경색 등 만성질병이 생기게 되는 것이다.

　天人相應의 법도와 질서(秩序)를 거스르며 살아가는 현대인(現代人)에게 무슨 일이 일어날 수 있을지 한번 생각해 보자.
　물론 인간이 밤낮없이 일하고 공부도 많이 하면, 지식이 축적되고 실적이 쌓이며 그로 인해 돈도 벌고, 명예도 얻을 수 있다. 지식, 물질,

명예를 쌓는 일은 현대인이면 누구나 희망하는 좋은 일이다. 그러나 그런 축적 일변도의 삶이 반드시 좋은 것만은 아니다.

인간의 욕구나 충동으로 사회적 명예나 물질적 부를 너무 많이 이루게 되면 반드시 신체적(身體的)으로 잃는 것이 있다. 지속적으로 활동하고 일하는 데 필요한 陽의 기가 부족한데 계속 과로(過勞)하게 된다면 몸의 元氣가 손상(損傷)돼 허(虛)하게 되고 기(氣)가 부족하면 몸의 면역체계를 망가뜨리고 복원기능(復原機能)을 잃게 된다.

그렇게 되면 결국 몸 장부의 기능과 상호작용(相互作用)이 균형적(均衡的)으로 작동(作動)할 수 없는 상황이 되고 그렇게 되면 각 조직기관 세포의 기능이 저하되어 각종 급만성 질병(急慢性 疾病)이 생기게 되는 것이다.

물론 한두 번의 과로(過勞)나 이상활동(異常活動)으로 몸의 원기가 바로 손상되지는 않는다. 어느 정도는 우리 몸이 가진 면역력과 항상성 유지 기능이 보완해 주고 잘 유지해 준다. 하지만 그것이 매일 반복되거나 오랜 시간 계속 축적된다면 결국 우리 몸은 버티다 못해 항상성(恒常性)을 조절하는 기능이 쇠퇴 상실(喪失)하게 되고 인체는 제 기능을 하지 못해 결국 병들게 된다.

모든 질병은 몸에 정기(精氣)가 부족하여 기혈(氣穴)의 순환이 제대로 이루어지지 않고 그로 인해 오장육부(五臟六腑)가 서로 균형적(均衡的)으로 작동하지 못할 때 생긴다.

필자는 오랫동안 질병(疾病)과 인체(人體)에 관해 공부하고 현장에서의 임상(臨床)과 연구관찰(研究觀察)을 통해 현대인의 난치성 만성질병의 많은 원인을 네 가지로 함축하여 본다.

그 네 가지 원인 중 두 가지는 과잉, 두 가지는 부족(不足)의 문제들이다.

먼저 두 가지 과잉으로 하나는 심리정신적(心理精神的) 스트레스의 과잉이고 다른 하나는 음식(飮食)을 많이 먹어서 생기는 칼로리 과잉이다. 두 가지 부족은 늦게 자거나 짧게 자는 수면의 부족과 몸을 움직이지 않는 운동부족(運動不足)이다.

현대병의 양상은 과거 시대의 사람들의 환경과 비교해 보면 큰 틀에서 유추할 수 있다. 옛 선조들은 머리보다 몸을 많이 써서 농경 노동을 주로 하고 살았고 먹거리는 항상 부족하여 배고팠다. 전기가 없었고 육체노동으로 몸이 고달팠기 때문에 해가 지면 일찍 자야 했고 새벽에 해가 뜨면 닭의 울음소리와 함께 일찍 일어나서 또 일을 해야 했다. 이러한 환경과 생활 습관은 현대인과는 완전히 다른 정반대의 결과를 만든다.

옛사람들은 스트레스와 과식이 없었고 수면 부족이나 운동 부족은 더더욱 있을 수 없었다. 복잡한 고민거리가 별로 없고 음식은 부족했지만 잠은 해가 지고 나서부터 해가 뜰 때까지 잤으니 충분했고, 고된 노동으로 운동 부족 같은 대사장애의 원인은 거의 없었다. 현대인과 비교하면 극과 극의 대조를 이룬다.

세상의 모든 사물(事物)이나 현상(現象)에는 한 가지 공통된 존재 원리가 있는데 그것이 바로 음·양(陰·陽)이다. 陰陽은 손바닥과 손등, 동전의 양면처럼 한 몸이면서도 서로 다른 성질(性質)과 현상(現象)을 함께 가지고 있는데 위 네 가지 문제(問題)들이 각자 음양적으로 상호 대립하는 측면(側面)이 있다.

스트레스가 과잉되면 정신력(精神力)이 不足해지고 칼로리가 과잉되면 미네랄이 부족해진다. 반면 수면(睡眠)이 부족하면 몸에 독소가 많아지고 운동이 부족하면 지방이 축적되는 등의 많은 병적인 역 생리 현상들이 생기게 된다.

무엇이 부족(不足)해지면 다른 무엇으로 채움으로써 균형(均衡)을 유지하려고 하는 우리 몸의 자연발생(自然發生)적 보상 기전이 질병의 발생 원리(發生原理)이다.

이러한 병적(病的) 현상(現象)들은 그 자체가 질병(疾病)이거나 질병의 원인(原因)이 아니고 현재 눈에 보이거나 느껴지는 최종 결과물일 뿐이다. 비유하자면 우리가 느끼는 모든 증상이나 암 같은 질병은 보이지 않는 땅속 깊은 뿌리에서부터 시작해서 자라나 현재 눈에 보이는 가지나 잎과 같은 결과적 존재이다.

그러한 증상은 어찌 보면 몸에 생긴 질병과 이상 변화에 대한 우리 몸의 대처 형태이거나 정상으로 돌아가려고 하는 자가 치유 현상일수도 있다.

우리는 그 가지나 잎과 같은 결과물(結果物)에만 관심이 있고 그 기원인 뿌리나 씨앗에는 관심이 없다. 그래서 치료하려고 하는 것도 대부분 증상에 대한 대중요법(對症療法)에만 매달리기 때문에 원인(原因)을 간과(看過)하여 근본치료(根本治療)가 되지 않는 것이다.

병의 근본 원인을 봐야 한다. 병을 만든 원인에 관심을 가져야 하고 최종원인을 찾아야 병을 완전히 고칠 수 있는 것이다.

# 3

## 현대병을 치유하는 데
## 현대의학은 과연 얼마나 의미가 있는가?

현대병이라고 일컫는 암, 당뇨, 고혈압, 고지혈증, 심장병, 뇌혈관병, 류머티즘, 우울증, 피부병 등의 만성병들은 모두 대사질환에 속한다. 음식(飮食)이 몸에 들어와서 분해 흡수되고 세포에서 에너지화되는 물질대사 과정이 정상적으로 이루어지지 않고 이상(異狀)이 생기면서 발생(發生)하는 질환(疾患)들이다.

이들 대사질환(代謝疾患)은 현대의학으로는 치유 불가능(不可能)하다는 것은 주지(周知)의 사실이다.

많은 사람은 아직도 이런 질환들에 걸리면 으레 병원부터 찾고 많은 시간과 비용을 들여가면서 의사와 약에 의존한다. 하지만 시간이 지나면 병이 점차 악화하고 합병증들이 꼬리를 물고 늘어나며 그에 따라서 약도 늘어나게 된다.

필자가 임상(臨床)에서 본 환자 중에는 병원에 40여 년을 다니면서 실제로 하루에 약을 48가지씩 복용(服用)하는 사람도 있었다. 그 부인도 47가지 약을 먹고 있었는데 자연 치유법을 이해하고 나서 지금은 모든 약을 끊고 양호한 건강 상태를 잘 유지하고 있다.

왜 이런 일이 벌어지는 것인가?

현대병(現代病)을 치유하는 데는 사실 필자의 경험으로 보았을 때 서양(西洋)의학이든 동양(東洋)의학이든 의학이나 의료 자체가 필요 없다고까지 말하고 싶다.

왜냐하면 수십 개의 의과대학과 한의과대학에서 최고의 교육을 받은 의사 한의사들이 해마다 수천 명씩 쏟아져 나오고 있지만 고치는 환자가 단 한 명도 없다. 2022년 기준 사망원인 통계는 3대 사인(암, 심장 질환, 코로나19)은 전체 사인의 39.8%를 차지하고 있다. 7위 알츠하이머병, 8위 당뇨병, 9위 고혈압성 질환을 병원에 다녀서 고쳤다는 사람을 여러분은 본 적이 있는가?

병의 원인은 따로 있는데 그 원인을 없애는 데는 의학이나 의료는 사실 아무런 작용을 하지 못하고 병원에 다니고 검사하고 약을 먹는 것은 사실상 처음부터 아무런 의미가 없는 것이다. 진실로 질병의 원인은 음식이었다. 병원에 가지 않고도 음식만 바꾸면 병은 저절로 좋아지거나 쉽게 낫는다는 것이다.

필자는 지난 수십 년간 자신의 몸과 임상에서의 경험으로 이러한 사실을 수없이 경험하고 충분히 검증하였다.

# 4

# 질병은 사람과 사람이 키우는
# 동물에게만 있다

자연의 동물(動物)들과 인간(人間)은 유전자가 대부분 비슷하다. 포유동물인 개와 소나 돼지의 유전자는 인간과 90% 이상 같고, 원숭이는 98% 이상의 유전자가 인간과 같다고 알려져 있다. 유전자(遺傳子)를 공유하는 것이다. 그래서 요즘은 돼지의 심장이나 간을 인간에게 성공적으로 이식해서 생명을 살리는 사례가 급증하고 있다.

실제로 사람과 포유동물은 직립 두 발 걸음과 누운 네발걸음의 차이를 빼면 해부학적으로나 생리 및 생화학적으로 큰 차이가 없다.

오장육부(五臟六腑)도 근골격(筋骨格)계도 모두 거의 동일(同一)하다. 그렇다면 현대병의 대부분은 세포 내 유전자와 관련이 있는데 자연동물에게는 왜 인간에게서 나타나는 대사질환과 같은 만성질병이 없는 것일까?

암과 당뇨병 고혈압 등 질병은 사람에게만 생기고 사람들이 키우는 반려동물들에게만 생긴다. 야생동물들은 이러한 질환들이 전혀 없고 있을 수도 없다.

 개와 고양이에게 쓰는 혈압약이 나오고 당뇨약이 생산되며 개 항암제가 있다는 사실을 여러분은 아는가? 야생의 들개와 쥐를 잡아먹고 사는 들고양이가 고혈압과 당뇨병에 걸리고 암에 걸려서 죽는 것을 본 적이 있는가?

 혹자는 검사해 보지 않아서 그런 병이 있는데 모르는 것이 아닌가? 하고 반문한다. 맞다. 자연 동물들은 사람들처럼 병원에 가 본 적이 없고 극소수의 연구나 실험용 동물 외에는 혈액검사나 영상진단을 해 본 적이 거의 없다.

 그러나 아프리카의 세렝게티 들판이나 캐나다 로키 산맥의 험산 속에 사는 자연 동물들 중에 아파 보이는 동물이 있었던가? 사람도 동물도 아프면 안색이 변하고 눈에 정기가 없고 털과 피부가 거칠어지고 외관상으로 봐도 느껴질 정도로 형상의 변화가 반드시 생긴다. 그래서 기계나 검사장비가 없던 옛 선조들은 망진법(望診法)으로 얼굴 색상과 눈빛과 설태와 피부색 등 외관 상태만 가지고도 질병을 판단하고 진단과 치료를 충분히 시행해 왔다.

 암병원에서 수술과 항암 방사선치료를 받다가 암이 전신으로 전이되어 말기 판정을 받고 누워 있는 시한부 환자를 직접적으로나 인터넷으로 한 번쯤은 본 적이 있을 것이다. 온갖 연명 줄을 꽂고 생명이 경각에 달린, 먹지도 못하고 통증으로 잠도 자지 못하고 이제는 일어서

지도 걷지도 못하는 그 말기 암 환자가 건강한지 건강하지 않은지는 그 무슨 검사를 또 해보아야 알겠는가?

맨눈으로 딱 보아도, 삼척동자도 저 사람은 병들었고 곧 죽을 것 같다는 느낌이 들 것이다. 그런데도 위 혹자의 의심처럼 그런 사람도 실제로는 건강하고 문제가 없을 수 있으니 다시 정밀한 의학적 검사를 해봐야 정확히 알 수 있다는 것인가?

용맹한 북극곰이나 예쁜 남극의 펭귄은 겉보기에 아주 튼튼하고 건장해 보이는데 영하 수십 도에 달하는 혹한 속에서도 집 없이 밖에서 살아도 동상에 걸리지 않고 한랭병에 걸리거나 얼어 죽지 않는다. 힘센 소나 말은 평생 무거운 짐을 끌어도 관절연골이 닳아서 퇴행성관절염이 생기는 법은 없다. 그들도 데려다가 병원에서 각종 장비로 검사해 보면 암이 발견되고 혈압이 높거나 당뇨병이 있을까?

설산에 사는 눈표범의 예리한 눈초리를 본 적이 있는가?

그 춥고 황량하고 험준한 심산계곡의 바위 사이에 몸을 숨기고 먹잇감을 응시하는 그 눈빛과 표정과 털가죽에서 발산되는 윤기와 정기는 설사 그들의 몸속에 지금 암 덩어리가 있다고 하더라도 같은 암을 가지고 암병원 침대에 누워 있는 사람의 그 모습과는 확연히 비교되고 극과 극의 차이를 나타낸다.

지능이 발달하여 만물의 영장이 된 인간은 냉난방 전기 장치로 보온이 잘되는 좋은 집에 살면서도 감기에 걸리고 수족냉증으로 여름에도 이불속에서 양말을 신고 두꺼운 옷을 입고 자는 사람이 많다. 또

푹신한 고무 쿠션이 있는 좋은 신발을 신고 자동차를 차고 다는데도 무릎 연골이 닳아서 퇴행성관절염으로 평생을 고생하는 사람이 부지기수이다.

감기나 코로나바이러스감염증-19(COVID-19)와 같은 감염성 질환도 인간만이 걸리는데 사람과 거의 완전히 비슷한 원숭이과의 침팬지나 고릴라도 감기는 걸리지 않는다고 한다. 엄밀하게 말하면 걸리지 않는 것이 아니라 감염되어도 앓지 않는 것이다.

조류인플루엔자 바이러스가 퍼지면 양계장의 닭과 오리들은 전멸하는데, 정작에 그 고병원성 바이러스를 퍼뜨린 기러기 같은 자연 철새들은 감염되었음에도 앓지 않고 죽지도 않으며 그저 건강하기만 하다. 돼지열병 같은 전염병도 그 바이러스를 퍼트린 야생 멧돼지는 멀쩡하게 숲속을 휘젓고 다니는데 그들에게서 전염된 축사의 사육 돼지는 수천수만 마리가 동시에 폐사한다.

같은 바이러스에 감염되었음에도 자연에서 뛰놀고 자유롭게 날아다니는 동물들은 아무런 문제가 없는데 인간이 키우는 집단 사육동물들은 감염되면 거의 모두가 예외 없이 아프거나 죽는다.

왜 그런 것일까?

과연 무슨 차이가 있는 것인가?

필자가 오랜 시간 관찰과 비교연구를 해본 결과 결론은 바로 음식이다. 사람과 동물의 질병 유무의 차이는 바로 음식이고 먹거리의 차이가 가장 큰 원인을 차지한다.

동물은 자연에서 얻은 먹거리를 조리나 가공 없이 즉석에서 직접 그대로 씹어서 먹는다. 씻지도 않고 불에 굽거나 익히지도 않고 냉장고에 보관하거나 저장하지도 않는다.

딱딱하거나 거친 것도 통째로 치아로 잘라서 천천히 씹어서 먹고, 심지어 부패하거나 어느 정도 오염된 더러운 것도 그대로 섭취하는데 소화불량도 영양부족도 없다. 개는 똥을 주워 먹고 하이에나와 사자와 같은 육식 동물들은 부패하거나 썩은 고기마저 그대로 먹는데도 식중독에 걸리거나 설사하거나 앓지 않는다.

자연 동물의 먹이를 보면 인간처럼 다양하지도 않고 거의 단출한데 판다는 평생을 거의 딱 한 가지 대나무 잎과 순만 먹고 살지만 단백질 결핍이나 영양부족은 없다. 한 가지 재료나 먹이만 먹고 사는 동물이나 곤충류는 수없이 많지만, 그들은 공통으로 영양소의 부족이나 질병은 없다.

인간처럼 여러 가지 다양한 좋은 먹거리를 구해서 씻고 다듬고, 열을 가해서 삶고 굽고 튀기고 볶아서, 각양각색의 조미료를 가미해서 맛있게 요리해 먹는 동물은 없다. 이것이 동물과 사람 음식의 가장 큰 차이이고 이 차이가 질병 유무의 차이를 만들어 냈다.

이 단순한 현상이 말해 주는 것은 자연의 먹거리를 먹으면 강하고 튼튼한 면역력을 갖추게 된다는 사실이다. 사육 가금류나 동물들은 인간이 만든 화학 사료를 먹고 갇혀서 평생을 살다가 도축되어 우리의 밥상에 오른다. 인간에 의해서 유전자 조작된 유전자 변형 생물체

(Genetically Modified Organism, GMO) 곡물에 항생제와 성장호르몬 등의 각종 약품과 첨가물이 잔뜩 혼합된 화학적 사료를 강제 투여하고 햇빛을 보지 못하고 비좁은 공간에 갇혀서 땅과 흙을 밟지 못하는 등 비 자연스러운 환경에서 일생을 보내는 소와 돼지와 닭들이 건강할 수가 없고 그 병든 사육동물을 잡아서 먹고 살아가는 인간 또한 건강할 수가 있겠는가?

# 5

# 음식의 선택, 방법, 섭취의 중요성

질병을 치유하고 양호한 건강 상태를 유지하기 위해서 가장 중요한 것은 음식이다. 좋은 먹거리를 선택하고 적절한 방법으로 적당한 시간에 적당량을 섭취해야 한다.

사람들은 먹거리 대부분을 농사를 지어서 얻는다. 그것부터가 우선 완전히 자연스러운 먹거리가 아니다. 그런데 현대의 농사에는 커다란 문제점이 있다.

과거 조선시대에는 남북한 다 합친 우리 한반도 인구가 천만 명이 채 되지 않았다. 역사 기록에 의하면 조선시대 말기에 우리나라 한반도의 인구는 850만 정도였는데 그때는 우리 땅에서 나는 농산물로 먹고살기가 힘들었고 평백성은 거의 모든 사람이 항상 배고픈 시대였다.

지금도 북한에는 인구가 2천만 명 정도로 추산되는데 굶어 죽는 사람이 있을 정도로 식량 사정이 열악하다. 그런데 남쪽은 5천만이 넘는 인구가 살지만, 모두가 먹고 남을 만큼의 충분한 쌀이 나오고 각종 채소와 과일이 생산되어 나온다. 반만년 유구한 역사 이래 70% 이상이 산으로 이루어져 농경지가 부족한 이 한반도에서 언제 이렇게 많은 사람이 모두 배부르고 쌀이 남아돌아가는 세상이 있었던가?

과거 조선시대와 지금의 북한은 왜 아직도 배고프고 식량이 부족한가?

한반도 영토 면적 22만㎢ 중 북한이 12만이고 남한은 10만㎢인데 북한에 비해 남한 인구는 두 배 이상이다. 사회제도와 체제의 탓이라고 할 수도 있겠지만 내가 생각하는 가장 큰 차이는 바로 자연농법과 화학농법의 차이이다.

과거 선조의 시대와 마찬가지로 지금도 북한은 거의 재래식 자연농법으로 농사를 짓는다. 자연농법은 사람과 가축의 분뇨에 풀이나 나뭇잎 같은 자연 유기물을 섞어서 여름에 더울 때 썩혀서 퇴비(거름)를 만들어 겨울에 논과 밭에 내서 지력(地力)을 만들어 농사를 짓는다. 이렇게 순수 자연스러운 재료와 방법으로 농사를 지어서 먹거리를 수확하는 것이 질병 치유와 건강 유지에는 가장 좋은 방법이다.

그런데 자연농법의 단점은 퇴비를 만드는 재료가 한정되어 있기 때문에 무한정 생산할 수 없고 따라서 소출(所出)이 제한되어 있다는 것이다. 그래서 수요에 비해 생산량이 적기 때문에 사람들이 배고프고 영양이 부족하게 된다.

자연농법은 건강한 먹거리를 만들어 준다는 장점이 있지만 생산량(生産量)의 한계로 인해 배고픔과 영양실조를 만들 수 있다는 단점이 있다.

화학비료와 제초제 살충제 등 농약을 사용하는 화학농법은 식량의 대량생산으로 배고픈 시대를 끝내고 영양과잉의 시대로 세상을 완전히 바꾸어 놓았다.

기계공업과 화학산업의 발전으로 쌀과 채소 과일 등 거의 모든 식재료의 대량생산이 가능해져 이제 남한의 5천만 인구 중에 배고픈 사람은 거의 없다. 화학비료 공장과 농약 제조업이 무한정 늘어나 필요한 만큼의 쌀을 생산하는 데 부족함이 없을 정도의 농약과 비료가 쏟아져 나오고 이것을 지나치게 많이 사용한 결과 또 다른 많은 문제점이 생겨나고 있다.

농약사용으로 인한 환경오염 문제와 화학비료 과용, 남용으로 인한 토양의 산성화 문제가 생겨나고 직접적으로 가장 심각한 문제는 그러한 먹거리들로 인한 현대인의 건강과 질병의 문제이다.

단연코 말하건대, 암은 화학농법과 직접적으로 관련되어 있다고 봐도 과언이 아니다. 또한 당뇨, 고혈압, 고지혈증과 같은 대사질환들은 대량생산으로 인한 풍요병이고 과식병이다.

화학농법으로 대량 생산된 곡물과 채소류는 사실상 인위적으로 강제로 만들어진 먹거리이며 이것은 자연스러운 음식이 아니다. 더 큰 문제는 유전자 변형 생물체(Genetically Modified Organism, GMO)인데 사실 농약을 사용하면 농작물도 잡초와 같은 식물이기 때문에 살초제의 피해를 비껴갈 수가 없다. 즉 제초제를 뿌리면 잡초만 죽는 것이 아니라 농작물도 같이 피해를 보게 되어 있다. 그래서 고안된 것이 농약에 내성을 가진 내성 유전자를 작물유전자에 이식하는 유전자조작

농법이다. 이 기술로 탄생한 것이 유전자조작 식물이며 GMO 종자이다. GMO 종자와 작물로 인한 질병 발생과 그 폐해는 장기적으로 대량 조사가 이루어진 바가 없기 때문에 거의 잘 알려지지 않고 있다. 그러나 많은 연구에서 유전자조작 식물과 먹거리로 인한 암 발생과 각종 유전자 변형으로 인한 희귀·난치성 질환들의 발생 가능성에 대한 보고가 잇따르고 있다.

딱히 직접적인 연구논문이나 보고가 없다 하더라도 지능이 있고 뇌가 있는 인간이라면, 그리고 천인상응의 자연주의 원론에 입각해서 생각해 본다면, 유전자조작 식물이 안전할 수 없다는 것은 자명한 이치이고 불 보듯 뻔한 당연지사이다.

천지자연의 한 부분으로서 자연의 먹거리를 먹고 자연의 질서를 따라서 살게 되어 있는 우리 인체가 그 자연 법도를 거슬러서 만들어진 오염되거나 변질된 먹거리를 먹음으로써 인간은 면역체계가 약화하고 항상성 균형이 무너지면서 동물이 걸리지 않은 질병에 걸리게 된 것이다.

결론적으로 현대인 먹거리의 가장 큰 문제점 세 가지는 첫째, 종자부터 이미 토종이 아닌 유전자 조작된 GMO 종자와 둘째, 그러한 농약 내성 유전자를 품은 작물에 무분별하게 뿌려지는 농약과 화학비료의 각종 중금속과 다량의 독성 화학물질들, 셋째, 이런 비 자연스러운 화학농법으로 인해 산성화하고 황폐해진 토양에서 우리 인체의 필수 영양소인 미량원소가 고갈되어 농산물에서 미네랄이 거의 사라진 것, 이 세 가지이다.

이 농산물과 먹거리의 문제는 비단 우리나라뿐만이 아니라 선진국들은 모두 비슷한데, 미국이나 일본 한국 유럽도 마찬가지이다. 화학비료나 농약 같은 공산품을 살 돈이 없는 북한이나 아프리카 등 후진국들에서는 퇴비를 이용하는 자연농법을 지금도 유지하고 있다. 그렇게 자연스러운 방법으로 농사지은 농작물을 먹기 때문에 선진국에 비해 암이나 희소 난치병이 현저히 적다. 그런 나라들은 약물이나 의료 기술과 보건 체계가 낙후되어 있지만, 선진국들에 많은 비만과 대사증후군은 거의 볼 수 없고 우울증과 같은 신경정신과 질환으로 인한 자살률도 현저히 낮다.

과거 우리 선조의 시대나 지금의 후진국들에는 공통으로 기아와 빈곤이라는 근본적 문제가 있지만, 분명한 것은 현재 선진국들이 안고 있는 질병 사망 원인 1~3위를 차지하는 현대병들은 후진국에 없다는 사실을 우리는 주지할 필요가 있다. 북한이나 아프리카의 후진국들 빈곤 문제를 우리가 해결해 줄 수는 없지만, 풍요 속에서 과식과 과잉섭생으로 인해서 발생되는 현대병을 우리는 식사를 줄이고 칼로리 섭취를 줄이는 것으로 해결할 수 있다.

그렇게 줄여서 남는 쌀과 곡물을 북한이나 아프리카에 보내주어 그들의 기아와 영양상태를 개선하는 데 우리가 기여하는 것도 인류사적으로 의미가 있고 필요하지만, 그것은 다른 사회정치적 문제이기 때문에 여기서는 언급하지 않겠다.

이 챕터에서 말하고 싶은 것은 인간이 동물처럼 질병 없이 살려면 동물처럼 자연식을 해야 하고, 가급적 조리하거나 가공하지 않은 자연의 먹거리를 그대로 섭취해야 한다는 점이다.

필자는 자연 동물이 질병 없이 건강하게 살다가 자연사하는 것은 항산화물질이 풍부한 자연 먹거리를 생식하기 때문이고 인간이 질병이 많고 병으로 죽는 것은 가공 조리하는 화식(火食) 때문이라고 감히 말하고 싶다. 화식이 풍요로운 식생활을 제공한 것은 맞지만, 화식으로 인해 섭취 후 체내에서 영양소가 바뀌기 때문에 비만과 질병이 발생하는 이유 또한 많아지고 있다. 최소한 자연 상태의 가공 과정이 길지 않을수록 우리 몸에는 더 좋다.

# 6

## 음식을 개별적 영양물질로 보는
## 현대 영양학의 문제점

### 영양소를 왜 단백질이나 탄수화물로 보며,
### 식사에서 단백질을 강조하고 부각하는가?

현대인의 먹거리와 음식 습관이 잘못되고 잘못된 방식으로 발전하고 흘러온 근저(近著)에는 현대영양학이 있다. 물론 영양학이라는 학문이 발달하고 많은 연구가 진행되면서 현대인의 영양개선과 체질 개선에 큰 영향을 미친 것은 사실이다. 그러나 공의 이면에 따르는 폐단을 구분하고 인지하는 것도 매우 의미 있고 중요하다.

음식과 영양학 분야의 전문가가 아닌 우리 일반인들이 알고 있는 초등지식으로도 음식의 영양성분이란 크게 탄수화물, 지방, 단백질 등이 있다는 것은 알고 있다.

필자는 임상에서 환자와 상담하면서 질문을 많이 해보는데 환자에게 "당신은 인체에 제일 중요한 영양소가 무엇이라고 생각합니까?"라고 물으면 제일 많은 답변이 단백질이라고 답한다. 그다음이 탄수화물과 지방이며 소수의 사람은 비타민까지 답한다. 그 외의 영양소는 잘 모르고 있다.

이것이 정답인가? 과연 정답은 무엇인가? 정답이란 있는 것인가?

이것에 대해서 깊이 생각해 봐야 한다.

우리가 먹는 음식물에서 단백질은 실제로 매우 중요하고 필수영양소임에는 틀림이 없다. 그러면 위 환자의 답변은 정답이다.

그런데 문제는 그 뒤에 있다. 많은 사람, 아니 대부분의 사람은 단백질이 제일 중요하고 생명 활동에 필요하다는 사실을 알고는 있으나, 그 단백질의 원천을 육식으로 잘못 알고 있다. 즉 식품의 단백질이란 순전히 고기와 계란, 우유와 유제품, 생선과 해산물 등으로만 인식하고 있다는 점이다.

이것은 매우 큰 오류이다.

이러한 인식은 단백질은 육식과 동물 식품으로써만 해결할 수 있고 채식이나 식물식으로는 단백질이 절대 부족하다거나 심지어 채소나 과일, 곡식에는 아예 단백질이 전혀 없다고까지 하는 무지의 경지에 이르고 있다.

육식이 단백질이고 동물 단백질이 필수영양소라는 한 세대의 잘못된 인식은 오래되어 자식들 세대에까지 전파되어 요즘 20~30대 젊은층은 식사의 대부분을 육식과 동물성 식품으로 채우는 지경까지 이르렀는데 이것은 건강과 삶 자체에 커다란 문제를 양산하고 있다.

현대 영양학은 식사에서 칼로리 기준으로 단백질함량을 몇 %, 탄수화물 얼마, 지방질 몇 그램, 이런 식의 계산법으로 음식을 권장한다. 그리고 5대 영양소, 3대 영양소 등의 수식어를 붙여 단백질, 탄수화물, 지방, 비타민, 미네랄, 등의 몇 가지 영양소들에 대해서만 열렬히 제창한다.

이 다섯 가지만 있으면 되고 이것만 충분히 섭취하면 건강에 문제가 없는 것처럼 강조하지만, 실제는 그렇지 않다는 것이다.

음식을 위 다섯 가지 영양소의 구성물로만 보는 것은 심각한 오류를 불러온다.

우선 우리가 제일 중요한 영양소라고 알고 있는 단백질의 경우 부위나 가공 방법에 따라서 조금씩 차이는 있으나, 평균적으로 소고기에 19% 정도, 돼지고기에 17% 정도, 닭고기에 22% 정도로 있다고 알려져 있다. 그런데 식물인 콩에는 최대 42%의 단백질이 들어있다. 계란이나 생선 우유도 마찬가지로 콩에는 비교가 안 된다.

그런데 왜 의사들이나 전문가들은 단백질 섭취를 위해서 고기나 계란을 먹으라고 제창할까?

콩은 육류보다 압도적으로 많은 단백질을 함유하고 있고 쌀이나 다른 곡물들에도 최소한 우유보다 많은 단백질이 들어있고 채소나 과일에도 단백질이 다 함유되어 있는데, 그 양이 우리가 살아가는 데 필요한 만큼 충분하다는 점을 강조하고 싶다. 무, 배추에도 단백질이 있고 사과와 배에도 단백질이 들어있다. 시금치에는 우유에 필적하는 단백질이 들어있고 마늘에는 우유보다 3배나 많은 단백질이 있다는 사실은 어디서도 배운 적이 없고 의사나 어떤 전문가도 말해 주지 않는다.

병원에 가면 대부분의 의사가 환자에게 해주는 영양학적 조언이 있다. "단백질이 중요하니까 고기를 많이 드시고 계란은 완전 영양식품이니 하루에 두세 개는 꼭 드셔야 합니다. 그리고 나이가 들수록 단백질이 부족해지니까 고기를 더 많이 더 잘 챙겨서 드셔야 합니다." 이런 티칭이다.

이것이 과연 말이 되는지 한번 따져보자.

단백질은 우리 몸의 주요 구성성분이며 생명 활동의 에너지원이자 중요한 영양소인 것은 틀림이 없다. 그런데 단백질이 제일 많이 필요한 시기는 언제인가?

의사들의 말처럼 젊었을 때보다 나이가 들어가면서 더 필요하고 노인들에게 단백질이 특히 더 많이 필요한 것일까? 아니다. 완전히 틀렸고 정반대이다.

단백질이 제일 많이 필요한 시기는 갓 태어나서 몸이 자라는 영유아기와 청소년기이다. 사람은 태어나서 첫 1년 사이에 키는 두 배 가까이 몸무게는 세 배 이상 자라면서 볼륨이 커진다. 단백질은 몸의 골격과 오장육부와 근육 피부를 이루는 구성 물질이기 때문에 이때에 단백질이 가장 많이 필요하고 중요하다.

키가 다 자라서 성인이 되고 중장년기에 들어서면 단백질은 몸의 구성성분으로서가 아니라 에너지원으로 쓰인다. 물론 체세포들의 노화와 사멸로 새로운 세포를 재생복구 하는데도 일부 쓰이지만, 성장기처럼 직접적으로 많이 쓰이지는 않는다. 증가가 아닌 유지 정도로만 필요하기 때문에 대부분은 사실상 칼로리로 소모된다.

중장년기를 지나서 노년기에 들어서면 기초대사량도 크게 줄어들고 체력 활동량도 줄어들며 근육과 체중도 줄어든다. 노년에는 몸 전체의 모든 조직기관 세포까지 모두 줄어들면서 탄력이 떨어지게 된다. 이것은 자연의 순리이다. 그런데 이 노년기에 자연의 순리를 거슬러서 더 많이 먹고 더 많은 양의 단백질을 공급해야 한다는 것은 난센스이며 양생의 법도와 질서를 깨는 행위이다.

사람이나 동물도 마찬가지로 늙으면 머리카락이나 털이 빠지고 치아도 빠지며 손톱과 발톱도 약해지고 변형이 생긴다. 나이가 들면서 갱년기가 지나서 약해지고 나빠지는 것들은 머리카락과 치아와 손발톱뿐만이 아니라 피부와 혈관과 뼈와 근육 모두 약화하고 밀도가 낮아지는데 이들 모두가 단백질이다.

그런데 이러한 노화현상은 음식 속의 단백질이 부족해서가 아니라 그저 노화라는 자연현상이며 이것은 거스를 수도 없고 강제로 동물 단백질을 과잉 섭취하면서까지 거슬러서는 안 되는 자연순환의 하나의 법칙인 것이다.

이것을 고기와 계란을 더 많이 먹어서 보완해야 한다고 하는 소위 전문가들의 이론은 동의할 수 없고 완전히 잘못된 발상이다. 실제로 현대인에게 육식은 많은 질병을 양산하고 광범위한 부작용을 초래하고 있다.

나이 들수록 고기와 계란, 유제품과 생선류를 많이 섭취하면 그 단백질로 인해 머리카락이 빠지지 않고 치아도 흔들리지 않으며, 골다공증이 없어지고 근육도 생겨날까?

청소년기나 중장년기에도 마찬가지지만 특히 노년기에 육식을 늘리면 기초대사가 부족하기 때문에 그것이 쓰이지 않고 분해되지 않아 지방으로 축적되면서 체중만 늘고 비만도만 증가할 뿐이다. 이것이 만성 대사장애로 이어지고 각종 성인병을 유발하게 되는 것이다.

육식과 동물식은 일반적으로 그 생화학적 특성이 산성으로서, 과도하게 장기간 섭취할 때 우리 몸을 산성화시킬 수 있는 산성식품이다. 이러한 산성식품인 고기와 알, 유제품과 생선류는 모두 필수영양소이기는 하나 절제가 필요하고 과도한 섭취를 제한해야 하는 위험한 식재료가 될 수 있다.

혈액과 림프액 조직액 등 우리 몸의 70% 이상을 차지하는 물이 오랜 기간 육식 동물식으로 산성화되면 원래 알칼리성 환경에서 작동하던 면역체계와 항상성 유지 기능이 축소되거나 망가지게 된다. 그러면 각종 염증이 생겨나고 외부의 병원성 미생물들에 대한 감수성과 방어력이 떨어지면서 감염이 생기고 그로 인해 각종 질병이 발생하게 된다.

이것은 육식을 주로 하는 현대 선진국에 사는 사람들에게 매우 중요하다.

질병을 치유하기 위해서는 우리는 이제 음식을 돌아보아야 하고 단백질이라는 전문용어로 포장된 과도한 육식 동물식의 섭생 위험성을 우리는 인식해야 한다. 그런데 모두가 무감각하고 별로 신경 쓰지 않고 살며 식욕과 식탐과 입맛대로 고기 계란 우유 생선을 포식하고 있다.

그 결과 지방의 축적과 과잉된 영양소의 산화반응으로 피가 산성화되고 오염됨으로써 암과 당뇨병, 고혈압, 고지혈증, 심장병, 뇌혈관병등이 성행하고 이제 이런 병은 국민의 절반 이상으로 파급되어 국민병이 되어버린 시대에 우리는 살고 있다. 그러다 보니 사람들은 집단적최면에 걸려 육식이 사회통념이 되고 육식으로 질병이 생겼다는 사실을 망각하고 살아가고 있다.

단백질 일변도의 잘못된 육식 문화가 만들어 낸 폐단이다.


## 육식과 채식, 동물식과 식물식의 극명한 차이

단백질은 모든 식물에 다 들어있고 콩과 일부 곡물류에는 사람이그것만 먹어도 평생 부족함이 없을 정도로 충분히 들어있음에도 식탁에서 외면당하고 단백질은 '고기'라는 잘못된 인식이 사회적 통념이 되어버렸다.

우리가 살아가는데 우리 몸에는 생물학적 단백질이 필요한 것이 아니라 단백질을 포함하는 균형 있는 각종 영양소의 복합체가 필요하다. 그것이 자연 식물이고 통곡물과 채소와 과일과 해조류들이다. 그속에는 사람과 동물이 살아가는 데 필요한 충분한 단백질이 다 들어있으면서도 그 외의 많은 영양성분이 복합적으로 균형 있게 배분되어 있어서 고기, 계란보다 통곡물 자연 식물식이 훨씬 더 건강하고 필요한 먹거리이다.

　가장 중요한 것은 단백질, 지방, 탄수화물, 비타민같이 단순 영양소가 아니라, 그들이 안정적 균형을 이루고 있는 천연 복합상태의 음식물을 통째로 먹는 것이다. 그것으로 적합한 것은 동물보다 식물이 훨씬 더 유리하고 필요하다. 고기나 알에는 대부분이 단백질과 지방이고 소량의 비타민이 들어 있는 정도이고 치명적인 것은 탄수화물이 없다. 하지만 채소나 과일 같은 자연 식물에는 단백질과 지방도 들어있으면서 많은 양의 탄수화물과 다양한 비타민과 각종 미네랄이 풍부하고 장 건강에 제일 중요한 식이섬유소가 있다는 것이다.
　아미노산이나 파이토케미컬 같은 항산화물질은 식물에만 들어있는 치유 물질이자 천연의 필수영양소이다.

　크게 보면 육류에는 탄수화물과 섬유소가 없고 단백질과 지방은 지나치게 큰 비중을 차지한다. 균형이 깨진 불균형 영양소를 가진 식품이다.
　물론 영양실조에 걸렸거나 지나치게 병약한 사람에게는 일시적으로 좋을 수는 있으나 우리나라와 선진국에는 그런 사람이 극히 드물고, 또 육식 영양이 필요하다 하더라도 장기적으로 매일 매끼 먹는 것은 그 영양성분의 불균형처럼 우리 몸에도 건강 균형을 깨고 반드시 또 다른 병적 문제를 일으키게 된다.

　그런데 식물식은 육식에 부족한 그 식이섬유소와 탄수화물이 풍부하고 육식에 과도한 지방과 단백질은 적게 들어 있으면서도 그 외의 헤아릴 수 없을 정도로 많은 항산화 물질과 각종 비타민류와 천연효소를 함유하고 천연의 치유 물질인 파이토케미컬을 포함하고 있기 때문에 장기적으로 건강을 유지하고 질병을 치유하는 데 가장 적합하고 필요한 먹거리이다.

자연 식물의 파이토케미컬 성분은 수천 가지로 알려졌는데 현재까지 인류가 밝혀낸 것은 극히 미미한 정도라고 전문가들은 말하고 있다. 수천 가지가 미미한 정도라면 수만 수십만 가지도 될 수 있다는 것인데 자연 식물이 가지고 있는 광합성의 무궁무진한 가능성을 우리는 이해해야 할 것이다.

육식주의가 사회통념이 된 현대사회의 음식문화는 사실상 축산업과 낙농업이라는 기업 경제주의와 상업자본주의가 만들어 낸 대량생산과 대량판매 광고에 사람들의 식탐이 결합하여 만들어지고 증폭된 사회문화적 정치 경제적 복합 이상 현상이라고 볼 수 있다. 채소를 팔기보다 고기를 팔면 더 큰 이윤이 생기고 그 이윤만을 추구하는 경제 위주의 상업자본주의의 폐단인 것이다.

## 탄수화물에 대한
## 오해와 문제점

언제부터인가 저탄고지라는 이상한 용어가 사회 전반에 떠돌아다니고 그것이 사람들의 식욕과 식탐에 편승하여 육식을 주로 하는 현대인의 자기 정당화의 구실과 피난처를 만들었다.

탄수화물을 버리고 지방질이 많은 육식을 해야 한다는 이론인데 얼핏 들어보면 당뇨환자가 많은 현대인에게 맞는 말 같아 보인다. 그런데 여기에는 치명적인 오류가 있다. 저탄의 탄수화물을 과자나 빵, 라면, 설탕이나 과당 같은 가공된 단순당으로 오인하고 있다는 것이다. 물론 설탕이 잔뜩 들어간 과자, 라면, 빵, 케이크 같은 밀가루 음식은 당뇨에 치명적이고 과당이 들어간 음료수나 가공식품은 현대인의 건강에 비만과 심각한 문제를 일으킨다는 것은 주지의 사실이다.

탄수화물을 탄소와 물 즉, 수소와 산소의 결합체로 보고 화학식의 분자 구성 물질만으로 이해하는 것은 실험실에서 전문가들이나 쓰는 용어 정도로 한정하면 좋을 것 같다. 우리가 먹는 것은 탄수화물이 아니라 탄수화물이 포함된 자연 음식이며 자연 식물에는 탄수화물만 단독으로 들어있는 것이 아니다.

즉 화학물질로서의 탄수화물이 아니라 음식으로서의 탄수화물은 통곡식이나 채소 과일 전체를 의미하는 것이어야 하고 식물에서 추출하거나 가공 정제된 설탕이나 백미나 흰 밀가루를 탄수화물이라고 보는 협의의 인식은 많은 문제를 초래할 수 있다.

당뇨환자는 무조건 과일은 나쁘고 밥도 조금만 먹어야 하고 고기와 계란, 유제품과 생선류는 괜찮고 많이 먹어도 된다고 알고 있다.

왜냐하면 백미 밥을 먹거나 빵이나 라면, 과자류를 먹으면 혈당이 급격히 높아지는데 당뇨환자는 혈당 수치가 수직으로 상승한다. 그런데 스테이크를 먹거나 치즈나 계란프라이를 먹으면 당이 거의 올라가지 않는다. 그래서 당뇨환자에게 저탄고지라는 말은 귀에 쏙 들어오고 식탐을 유지하는 빌미와 구실을 주게 되어 결국 영영 당뇨병에서 해방되지 못하게 된다.

그렇게 당장 눈에 보이는 혈당 수치에만 관심을 가지고 의미를 부여하기 때문에 저탄고지라는 신개념은 당뇨환자는 물론이고 나아가 현대인들 모두에게 피난처이고 육식 정당화의 빌미가 되었다. 그 빌미는 사람들의 뇌를 마비시키고 혈관을 마비시켜 집단적 최면의 기현상을 만들어 내고 질병 시대와 질병 제국을 만드는 데 일조했다. 심각한 문제가 아닐 수 없다.

탄수화물을 인공적인 가공정제 탄수화물과 자연 상태 그대로의 천연탄수화물로 나누어서 이해해야 한다. 모든 탄수화물은 섭취했을 때 소화관에서 분해되면 단당류가 되는데 당분은 당연히 혈당을 높이게 된다. 그런데 저탄고지를 주장하는 사람들은 올라가는 혈당만 바라볼 뿐 그 당분이 혈관 속에서 세포로 이동하고 말단 세포의 미토콘드리아에서 최종 분해되고 에너지화되어 사라지는 전 과정에 대해서는 언급하지 않는다.

인공적으로 가공된 정제 탄수화물은 순수한 단당류이기 때문에 식사 후 소화관에서 분해되는 과정이 필요 없이 바로 혈관으로 폭풍 유입되어 혈당을 비정상적으로 급격히 높이는데 이는 피를 탁하게 함으로써 말초 모세혈관의 순환장애를 야기하고 그로 인해 말단 세포에까지 도달 공급되는 데 장애가 발생한다. 그래서 혈당이 급격하게 높아질수록 세포에서 당을 분해하고 에너지로 쓰는 데 불리한 환경이 만들어진다.

그러나 가공되지 않고 정제되지 않은 자연 탄수화물인 통곡식이나 채소·과일을 그대로 먹으면 혈당이 올라가기는 하지만 장 속에서 천천히 분해되고 식이섬유소에 의해 혈관 속으로 유입되는 속도가 상당히 지연되며 이는 혈액 내에서 당의 이동과 말단 세포로의 공급이 원활하게 해준다.

즉 자연 식물의 천연탄수화물 음식은 서서히 분해되고 서서히 흡수되며 유연하게 이동하고 원활하게 에너지로 쓰이게 만든다는 것이다. 흡수도 천천히 진행되고 에너지로 원활하게 기화되기 때문에 과일을 먹어도 혈당을 높이기는 하지만 결국 바로 떨어지기도 해서 균형적 조절이 자동으로 가능해지게 되는 것이다.

그러므로 가공 탄수화물 즉, 정제 단당류의 가장 큰 문제점은 흡수와 이동을 지연시키는 섬유질의 부재이다. 그다음의 문제는 당을 빨리 분해되게 도와주는 각종 효소와 비타민, 미네랄 등 미량원소의 부재이다.

이러한 자연 촉매제 성분들이 가공 과정을 통해 모두 제거되고 걸러진 설탕과 밀가루 제품은 지나치게 칼로리 밀도가 높고 흡수율이 높아서 바쁜 현대인에게 시간을 벌어주고 이용의 편리함과 편안함을 선사하지만, 그 이면에 따라오는 부작용은 질병으로 이어지고 삶을 파괴할 정도의 무서운 파괴력을 나타내고 있다. 이러한 현상은 모든 사람에게 해당하여 인구의 거의 절반이 비만과 당뇨병과 그 합병증에 시달리기 때문에 커다란 사회적 문제로까지 번지고 있다. 그래서 많은 전문가가 육식과 탄수화물 가공식품의 과식은 전 인류의 문제이며 음식을 자연식으로 바꾸지 못하고 이대로 계속 간다면 결국 인류의 종말을 불러올 것이라고 예언하기도 하는 것이다.


## 지방의 이해,
## 동·식물성 기름의 차이와 질병과 건강 문제

식물은 광합성으로 탄수화물과 단백질도 만들지만 지방도 스스로 만들어 낸다.

우리가 간과하거나 모르고 사는 상식 중 하나가 지방에 대한 인식이다.

사람들은 흔히 지방이라고 하면 고기의 기름이나 치즈 또는 마가린 같은 것을 떠올리고 돼지 삼겹살의 기름 덩어리 같은 것을 지방이라고 생각한다.

좀 더 범위를 넓혀야 올리브유나 콩기름 같은 것을 떠올리는데 무나 배추 같은 채소에도 지방이 들어있고 심지어 사과나 배 같은 과일에도 지방이 꽤 많이 들어있다는 사실은 거의 모르고 있다.

즉 지방은 동물의 몸에 많지만, 원래 동물이 만든 것이 아니고 원천은 풀이나 열매와 같은 식물 먹이를 통해 얻은 것이다. 즉 원류를 따지면 일차적으로 생성되는 지방은 식물이 만든 것이다. 단백질과 마찬가지로 동물의 지방은 식물 지방을 먹어서 분해 흡수한 뒤에 다른 형태의 지방으로 동물 체내에서 바뀐 것뿐이다. 따져놓고 보면 지구상 최초의 단백질과 지방의 원류는 식물인 것이다.

식물에는 동물보다는 함량이 적지만 많은 지방이 함유되어 있고 이 지방은 사람과 동물이 먹고 생육과 건강을 유지하는 데 충분하다. 풀만 먹는 코끼리나 소과의 초식동물들이 체구가 거대해도 지방이 부족하거나 근육이 부족하거나 힘이 부족하지 않은 것은 자연 식물에 충분한 양의 지방과 단백질이 들어있기 때문이다.

그러면 식물성 지방과 동물성 지방은 어떤 차이가 있고 어떤 지방이 건강에 더 좋을까? 이 두 가지 지방은 화학적으로 분자구조가 비슷하여 같은 지방이라는 이름이 붙어있지만 각각 서로 다른 영양학적 특성과 성분을 함유하고 있으며 어떤 것이 인체 건강에 더 이로운지에 대해서는 아직도 의견이 분분한데 육식을 많이 먹고 사는 현대인에게는 극명한 답이 나와 있다.

식물성 지방은 동물성 지방에 비해 상대적으로 낮은 포화지방과 콜레스테롤을 함유하고 있다. 트랜스지방의 함량도 동물성 지방에 비해 현저히 적다.

포화지방과 트랜스지방은 현대인의 심장질환과 뇌혈관 질환을 포함하여 광범위한 혈관 질환의 원인이므로 비만과 대사장애를 가지고 사는 현대인에게는 동물성 지방은 절대적으로 불리하다. 식물성 지방도 많이 섭취하면 체내에 축적되어 좋지 않지만, 통곡물이나 채소·과일로 섭취하는 식물성 기름은 안전하고 전혀 문제가 없다.

다음으로 식물성 지방은 오메가3 및 오메가6 지방산을 풍부하게 함유하고 있는데, 이들 물질은 심혈관과 뇌혈관 등 모든 혈관 건강에 기여하며 염증을 줄이고 면역력을 높이는 데 중요한 역할을 한다. 식물기름은 특히 유산소 지방산을 다량 함유하고 있어 세포 내 산소 공급과 물질대사에 유익한 작용을 한다.

또한 식물성 지방은 동물 지방에 비해 월등히 많은 항산화물질을 함유하고 있어서 세포 노화나 손상을 막고 피부와 세포막을 보호하며 신진대사를 촉진하여 건강한 세포의 정상 기능을 유지하는 데 크게 기여한다. 식물 지방 속 항산화물질 중 비타민 E와 같은 영양소는 세포와 유기체 전반의 항상성 유지에 필수적 역할을 한다.

동물성 지방은 포화지방과 트랜스지방이 많다는 단점 외에 장점도 있는데 비타민 B 계열 특히 $B_{12}$는 필수영양소인데 식물에는 거의 없다고 알려져 있다.
그렇다면 소나 양, 염소, 토끼 같은 초식동물은 풀만 먹고도 어떤 비타민 부족도 없이 건강하게 사는 비결은 무엇일까? 식물에 없는 비타민 $B_{12}$ 같은 필수 미량영양소의 섭취를 위해서 동물성 식품을 반드시 먹어야 할까?

그 답은 평생 식물만 먹고 살아가는 초식 자연 동물들이 보여주고 있고 고기나 동물성 식품을 거의 먹지 않고 살아온 과거 인류가 말해주고 있다.

우리의 선조들도 수천 년 역사 이래 거의 잡곡밥과 된장 간장 김치 같은 식물식을 위주로 먹고 살아왔는데, 장류나 김치 같은 식물발효 식품에서 미생물의 작용으로 비타민 $B_{12}$가 생성된다고 밝혀졌다.

결국 동물 기름과 식물 기름의 각각의 장단점들을 종합적으로 고려해 볼 때 후진국에 사는 배고픈 사람들이 아닌 선진국에 사는 우리 현대인들에게는 동물성 지방보다 식물성 지방이 더 좋고 훨씬 유리하다는 결론이 나온다.

동물성 지방을 섭취하지 않았을 때의 부족함이 있다면 그것은 식물성 지방으로 보완되지만, 그 반대의 경우 식물 지방의 영양성분들을 동물 지방으로 대체할 수는 없다. 이것은 성분으로 따져본 이론뿐만이 아니라 실제 질병통계로 나타나고 있다.

일상생활에서 설거지를 해보면, 들기름이나 올리브유 같은 식물 기름으로 볶은 채소 반찬을 담았던 그릇을 씻을 때는 세제가 별로 필요 없이 수돗물만으로도 비교적 깨끗하게 잘 씻기는데, 동물성이 많이 포함된 포화지방이 많은 고기반찬을 담았던 그릇은 반드시 세제를 써야 하고 닦아내는데 시간도 물도 훨씬 더 많이 쓰인다. 이때는 따뜻한 물로 씻어야 포화지방이 쉽게 제거가 된다.

이것은 번거로움이나 경제성을 따지는 것이 아니라 이것이 우리의 질병 발생과 건강 문제와 밀접히 연관되어 있으므로 우리가 상기해야 할 필요가 있다.

동물성 지방은 가열된 상태에서는 액상이지만 식으면 응고되는 특성이 있다는 것은 누구나 다 알 것이다. 그래서 물리적으로 씻어내는 것도 힘든데 생화학적으로 보면 우리가 그것을 섭취했을 때 체내에서 분해되고 에너지화되는 것도 식물성 지방보다 어렵고 그 대사산물을 혈관이나 장관에서 청소하는 것 또한 설거지할 때와 같이 어렵다.

그런 특성으로 미루어 볼 때 식물성 지방에 비해 동물성 지방을 섭취했을 때 그것을 분해하고 효과적으로 쓰기 위해서는 상대적으로 높은 열에너지가 필요하다. 따라서 육식하는 현대인들은 체내에 쌓이는 동물 지방을 분해하고 연소시키려면 더더욱이 육체노동이나 근력 운동이 필요한데 우리의 현실은 그와 정반대이다. 과거 식물식을 하고 육체노동을 했던 선조의 농경시대에 비해 월등히 많은 동물식을 하는 현대인들이 과거보다 몸을 움직이지 않고 체력 활동 범위가 줄어드는 것은 질병과 건강의 차원에서 볼 때 상당히 심각한 문제이다.

# 7

## 섭취와 연소의 근본적 문제를 해결하지 않고 의약과 의료에만 몰두하는 방식은 결코 현대병의 문제를 해결할 수 없다

자동차 등 교통수단과 각종 전기 이동 수단 등 탈것이 고도로 발달하고 근로환경이 대부분 육체노동이 아닌 정신노동으로 바뀐 요즘 우리 현대인들은 근육을 쓰고 체온을 올려서 동물 지방을 연소시킬 기회가 거의 없다. 매일 차를 타고 출퇴근하고 무더운 여름에도 에어컨이 내뿜는 찬바람 속에서 땀 한 방울 흘리지 않고 대부분의 시간을 보낸다.

소위 선진국들을 위시한 전 지구적 현대 사회는 비만이 대중화되고 만성 대사성 질병이 전 사회화되고 있다. 폭탄이 터지는 전쟁터보다 더 많은 사람이 암과 심장병 등 질병으로 죽어가는 심각한 질병 시대가 도래한 것이다. 그 속에서 생명 바이오라는 미명 하에 제약산업과 의료산업만 비대해지고 신약 재벌들이 탄생하고 극소수의 자본가들만 부유해진다. 근본적인 치유보다는 일시적으로 말단증상이나 검사 수치만 완화하는 의료적 대중치료로는 어떤 질병도 근본적으로 해결할 수 없을 것이다.

크게 보면 결국 동물성 포화지방이 몸에 쌓이면서 지방산으로 인한 혈액과 체액의 산성화로 인해 면역력이 저하되면서 각종 질병이 생겨난다. 그래서 항산화가 필요한데, 대표적인 항산화물질인 비타민 C의 경우 많은 사람이 대량으로 장기간 복용하고 있다. 암이나 당뇨 고혈압 환자는 물론이고 비교적 건강하다고 하는 사람들도 비타민 C는 거의 매일 복용하는데 왜 항산화가 되지 않고 몸은 계속 산성화되고 대사 질병들은 호전이 안 되는 것일까?

비타민이나 미네랄 같은 미량의 영양소들은 사람의 몸에 하루에 필요한 양이 수 mg에서 수십 mg 정도이다. 비타민 C의 경우 성인 한 사람이 하루에 30~50mg 정도만 섭취하면 충분하다고 알려져 있다.

20세기 초에 학계에 알려진 비타민 C는 10mg짜리 알약으로 시작해서 지금은 캡슐 하나가 1,000mg, 3,000mg, 5,000mg까지 나와 있다. 알약 한 개만 먹어도 필요량의 수십 배에서 백 배 이상인데 이런 알약을 한 번에 몇 개씩 하루에도 몇 번씩 먹는 사람이 많고 암 환자의 경우 고농도의 비타민을 초대용량으로 아예 혈관주사로 투여하고 있다. 그렇게 해서 과연 건강에 얼마나 도움이 되었고 암 치유에 얼마나 진전이 있었는가? 암 사망률과 심장병 뇌혈관병 사망률은 줄어들지 않고 있다.

미네랄도 마찬가지이다. 체지방이 늘어나면 지방산으로 인해 체액이 산성화되기 때문에 그것을 방어하기 위한 보상 기전으로 우리 몸에서는 알칼리 성분인 뼛속의 철분과 칼슘과 같은 미네랄을 빼내서 혈액 속의 지방산을 중화시키는 데 사용하게 된다. 그 결과로 생기는 것이 바로 골다공증이다.

알고 보면 골다공증은 병이 아니다. 육식과 가공식품 과식으로 몸 속에 쌓이는 나쁜 산성 대사산물을 제거하기 위해 미네랄이라는 알 칼리 성분을 끌어내어 노폐물을 중화시키는 우리 몸의 자연발생적이 고 자가 치유적인 환원 반응의 결과일 뿐이다. 이것을 골다공증이라 는 병명을 붙여 칼슘 제제 약물을 투여하는 대증요법으로 해결하려고 하는 것이 현대의학이다.

필자가 임상에서 지켜본 환자 중에는 병원에서 골다공증 진단을 받 고 난 후 수십 년을 칼슘 약물을 달고 사는 사람이 많지만, 그들 중 누구도 골다공증을 고쳤다거나 좋아졌다는 사람은 아무도 없다. 원리 적으로 보면 애초부터 칼슘 제제로는 골다공증이라는 병을 고칠 수도 호전시킬 수도 없다. 골다공증은 잘못된 음식과 나쁜 음식 습관으로 인해서 필연적으로 생긴 우리 몸의 보상 기전이고 처음부터 병 자체가 아닌 것이다.

음식을 식물식으로 바꿔보라. 골다공증이 아주 단기에 아주 쉽게 치유되는 것을 경험하게 될 것이다. 필자는 임상에서 그런 경험을 상 당히 많이 하고 있다.

암도 마찬가지이고 고혈압이나 당뇨병 심장병 류머티즘 등 현대인들 이 평생 약물을 달고 살고 있는 대부분의 질환이 모두 마찬가지이다.

근본 원인을 알고 그것을 없애면 모두 단기에 쉽게 낫는다. 이것은 확실하다.

필자는 실제로 임상에서 우리가 난치 혹은 불치라고 알고 있고, 그래서 평생 약을 먹는 것을 당연시하고 있는 다양한 질환들과 다양한 사람들에 대해 많은 실천적 검증을 하고 있다. 알고 보니 실제로는 난치병이나 불치병이란 거의 없다는 것이다.

## 현대인의
## 육식 문화와 음식물 전체의 문제점

지구상의 모든 생명체는 장구한 시간 속에서 적응하고 진화해 온 자연환경에서 얻어진 음식물을 섭취하고 그 속의 영양분으로 몸을 건강하게 유지하고 생명 활동을 영위한다. 그 오랜 시간과 세월은 환경과 먹거리에 적응해 온 진화의 과정이고 그런 과정을 거치면서 역경에 단련되고 강화되면서 안정되어 왔다.

이러한 먹거리와 환경의 안정성은 동물을 비롯한 사람이 건강을 유지하고 살아가는 데 필수적인 요소이며 선결 조건이다. 그 환경과 먹거리가 잘못되면 질병이 생기는 것이고 만일 그렇게 질병이 생겼다면 그 치료법은 잘못된 환경과 먹거리를 원위치로 되돌리는 것이다. 그것이 유일하고 확실한 해결책이며 궁극적인 치료법이 될 수밖에 없다.

그런데 우리 현대인들은 먹는 음식이 잘못되어 가고 있고 이미 많이 잘못되었다. 음식으로 인해 병이 생기고 정상 기능이 망가지는데 음식을 바꾸지 못하니 그 병은 치유되지 않아 현대병은 거의 모든 병이 난치병이거나 불치병이다.

몸이 아프고 병이 생기면 약에만 의존하고 수술 같은 대중 의료에만 관심을 가진다. 종합비타민 세트를 장기간 복용하지만, 건강검진에서는 계속 핏속에 비타민이 부족하고 의사가 계속해서 더 많은 양의 비타민을 처방하지 않으면 안 되는 것은 왜인가?

혈압약을 수십 년 매일 복용하지만, 평생을 약을 먹어도 고혈압이 낫지 않는 이유는 무엇인가?

당뇨약을 매일 아침저녁으로 복용하고 인슐린까지 맞는데도 혈당과 당화혈색소는 점점 더 올라가고 결국에 합병증이 생기는 것은 왜 그럴까?

관절염약을 평생 복용해도 관절은 회복되지 않고 퇴행하여 결국 잘라 버리고 인공관절을 끼워 넣는 것은 연골세포가 재생이 안 되어서일까?

온갖 의문투성이이지만 그에 대한 해답은 없고 현대의학이나 현대과학으로는 이것을 설명하지 못하고 그저 난치병이라거나 불치병이라고 치부해 버린다.

의사들은 고혈압이나 당뇨병 같은 대사질환들과 만성질병들에 대해 아예 고친다고 하지 않고 약을 써서 더 나빠지지 않게 관리해야 하는 병이라고 말한다.

처음부터 고칠 수 없는 병이라고 전제를 깔고 티칭한다. 왜냐하면 약을 써서 보이는 증상만 일시 해결해 주는 대중치료로는 절대로 병을 고칠 수 없고 그런 요법에만 매달려 온 의사들은 병이 낫는 것을 거의 본 적이 없다.

당뇨병이나 고혈압은 정말 쉬운 병이다. 심장병이나 간병이나 콩팥병도 모두 마찬가지이다. 필자는 음식과 운동으로 자신의 고혈압과 당뇨를 완치하였고 심장과 간, 콩팥도 좋지 않았지만 여러 가지 질환들을 스스로 다스렸다. 그리고 똑같은 방법으로 많은 환자를 임상에서 티칭하여 동일한 결과를 수많이 경험하였다. 직접 내 몸에 해보고 다른 환자들에게도 똑같이 해보니 모두 단기에 쉽게 고칠 수 있었고 완치되는 병인데 왜 현대의학은 이것을 난치병이라고 치부하는가? 평생 약물 치료법이 최선이고 유일한 방법일까? 왜 의사는 음식과 운동에 대해서 먼저 말해 주고 티칭하지 않고 약물부터 권유하는 것인가?

의학의 아버지 히포크라테스는 "음식으로 고치지 못하는 병은 약으로 못 고친다"라고 하여 음식이 질병 치료에서 절대적이고 최우선적 수단이 되어야 한다는 것을 후세에 가르치신다. 결국 질병의 완전한 치유의 문제는 음식에 달려있는데 현대병의 원인은 우리가 지금 먹고 있는 현대 먹거리의 오염과 변질이고 또한 과식, 폭식, 야식 같은 사람들의 잘못된 음식 습관이다.

우리가 먹고 있는 농작물은 옛날과 다르게 대부분이 자연스러운 자연순환의 방식이 아닌 오로지 생산량 증산에 초점을 맞춘 과학 일변도의 화학농법으로 농약과 화학 비료에 의해 생산된다. 화학농법은 농사의 물리적인 일거리와 노동력을 현저하게 줄여주는 장점이 있지만 화학적 방법은 심각한 생화학적 문제를 야기한다.

제초제, 살충제, 살균제 등의 각종 화학농약은 토양과 지하수를 오염시키고 나아가 바다와 대기마저 오염시키며 결국 그 오염된 환경에서 만들어진 먹거리는 인간과 동물과 곤충과 심지어 미생물의 생태계에까지 광범위한 악영향을 미치고 있다. 화학적 방법으로 대량 생산된 곡물과 채소 등 먹거리는 인체에 다양한 유전적변이를 유발해 각종 난치병의 주된 원인이 되고 있다.

퇴비로 농사짓는 자연순환 농법은 건강하고 깨끗하며 안전한 농산물 먹거리를 만들어 주는데 이것은 이미 수십 년 전에 사라졌고 과거 선조의 시대에나 있었던 옛 추억거리가 되어버렸다. 채소와 곡물의 맛이 변하고 고유의 색과 향이 변하거나 사라지고 있다. 농약과 화학비료의 중금속으로 인한 토양의 산성화로 미네랄과 같은 인체에 없어서는 안 될 필수 미량원소들이 상당 부분 줄어들거나 거의 사라져가고 있다. 미국을 필두로 북미 북유럽과 일본, 한국을 비롯한 선진국들의 토양에는 이미 21세기 초 2천년대에 벌써 미네랄과 무기질의 90% 이상이 고갈되었다고 한다.

화학농법으로 곡물의 대량생산이 가능해지면서 단백질과 탄수화물 지방의 3대 영양소는 충분하거나 과잉되어 있는데 과거 이것이 부족하던 시대보다 난치성 질병은 왜 더 많아지는 것일가? 뭔가 다른 문제가 있는 것이다.

그것은 미량원소의 부족인데 바로 식물이 광합성으로 만들지 못하는 유일한 필수영양소인 천연미네랄의 문제이다.

식물은 광합성으로 당분과 탄수화물을 만든다. 단백질도 지방도 비타민도 모두 식물이 스스로 생성한다. 그러면 이것만 충분히 섭취하면 건강에 문제가 없을까? 유일하게 식물이 만들지 못하는 필수영양소가 있는데 그것이 바로 미량원소인 무기질 미네랄이다. 이것은 어디에서 어떻게 얻어지는 것인가?

천연미네랄은 무기질로서 토양의 고유성분이다. 이것을 토양미생물이 분해하고 미분화시켜서 식물이 뿌리를 통해 흡수한다. 이렇게 식물에 흡수된 천연미네랄은 음식으로 사람과 동물의 몸에 들어와 건강을 유지하고 질병을 억제하는 데 결정적 역할을 하게 된다.

단백질이나 탄수화물 지방과 같은 대량영양소는 일부가 어느 정도 부족하더라도 다른 영양소들로 보완 대체가 가능하지만, 미네랄은 그렇지 않다. 미네랄의 원천인 농토가 오염되고 산성화되고 변질되었다. 살초제·살충제·살균제의 과남용으로 인해 토양미생물이 거의 사라지고 그들의 도움을 받아야만 식물이 빨아먹을 수 있는 천연미네랄이 중금속으로 인해 변질되고 사라지고 있다.

그렇게 농사지은 화학 작물로 만들어진 사료를 먹인 동물의 고기나 알, 젖에도 미네랄은 없다. 원천이 토양에서부터 고갈되었기 때문에 그 토양에서 생산된 농산물을 먹는 사람이나 동물 모두 병들기는 마찬가지이다.

결국 현대병은 스트레스나 유전적 소인을 빼면 대부분의 만성질환이 잘못된 식습관으로 인해서 발생할 수밖에 없다. 첫째는 단백질 지방 탄수화물 등의 대량영양소 과잉섭취이고, 둘째는 미네랄과 비타민 효소 등 미량영양소의 섭취 부족, 셋째는 화학비료와 농약을 사용하여 재배한 음식물을 섭취함으로써 인체에 중금속의 독소가 축적되어 질환을 일으킨다.

인체와 사육동물의 체내에 축적되는 독소는 중금속과 플라스틱 등 화학물질인데 플라스틱의 폐해 또한 만만치 않다. 농촌에 가면 농토에 검은색 비닐멀칭을 씌우고 그 위에 작물들이 올라와 있는 모습을 볼 수 있다. 거의 모든 농가에서 잡초의 생장을 차단하기 위하여 대량의 비닐멀칭을 토양에 덮고 그 위에 구멍을 뚫어서 작물을 심는다. 이렇게 한번 농사를 짓고 나면 그 비닐은 버려지고 새로운 비닐멀칭을 또 덮고 계속해서 반복적으로 농사를 짓는데 수십 년 그렇게 토양 속에 흡수되고 흘러 들어간 미세 플라스틱 성분이 작물 또는 작물을 섭취한 축산물을 통해 결국 우리 인체에 들어와 축적되게 되고 그 독성은 수십 년의 장구한 세월 속에서 유전자변이를 일으켜 과거에 없던 희귀 난치병들을 유발하고 있다.

## 질병 치유를 위한
## 궁극적인 해결책은 무엇인가?

인간의 과남용과 경쟁적 자본주의 상업경제의 무분별한 확장과 침해로 지구환경 전체가 오염되고 병들어 가고 있는 현실은 참담하다.

기후 온난화와 지진 태풍 같은 자연재해 못지않게 중요하고 보이지 않게 인간을 병들게 하고 죽이는 화학농법과 변질 오염된 먹거리의 문제는 실로 심각한 수준으로 치닫고 있다.

이런 문제점을 우리가 인지한다고 하더라도 지금 당장 질병 시대와 질병 공화국을 탈피할 다른 뾰족한 방법은 어디에도 없고, 지금부터 노력한다 해도 단기에 해결할 수 없다는 것이 문제이다. 지금처럼 대량생산과 소출에만 초점을 두는 현대 화학농법은 우리의 미래를 갈수록 암담하게 하고 있다.

필자는 그래서 최대한 자연농법과 유기 농사법을 늘리고 각자 개인들도 주어진 환경에서 가능한 한 스스로 농사를 지어서 먹거리를 확보하는 노력을 기울일 것을 주문하고 싶다. 내 손으로 농사를 짓는 것은 비교적 건강한 먹거리를 얻음과 동시에 몸을 움직이는 노동을 함으로써 우리 몸의 무너진 면역기능과 오장육부의 생리기능을 회복하는 데 도움이 되며 농사일이라는 육체노동 그 자체가 자연적 치유력을 갖는다.

그리고 등산과 산행을 많이 하면서 산과 들에 스스로 자생하는 자연 산나물류와 야생초를 직접 채취하여 최대한 식사에 활용할 것을 제안한다. 이것은 걷기운동과 근력운동이 동반되는 섭생 활동으로서 질병 치유와 건강 증진에 매우 효과적인 일석이조의 해결책이다. 자연 동물이 질병 없이 건강한 이유 중 하나가 바로 먹이를 얻기 위해 하루 종일 이동하면서 몸을 움직이는 육체 활동이다.

육체적 움직임이 최소화되고 있는 현대인들은 최대한 몸을 움직여야 질병을 치유하고 예방할 수 있다. 자연 동물의 원시적 모습을 따라가는 것이 가장 좋은 방법이다. 집이나 직장의 건물 실내에서 탈출하고 스마트폰과 컴퓨터 같은 전자기기에서 한시라도 멀어지는 시간을 극대화해야 한다. 에어컨이나 공기청정기 가습기와 같은 전기 장치에서 벗어나 야외활동을 하면서 대기의 신선한 공기를 쐬고 땀을 흘리면서 심호흡해야 한다.

햇볕을 최대한 많이 쐬고 땅의 흙, 돌과 나무와 풀 등 자연 생명체와 많이 접촉하고 어싱을 해야 한다. 농사나 산나물 채취 같은 육체노동은 땅과 접촉할 기회를 넓히고 몸이 지구와 접촉하는 어싱으로 몸속에 쌓인 정전기를 배출함으로써 독소와 염증을 정화할 수 있다. 어싱이라고 하는 접지의 치유력은 이미 많은 연구와 실천을 통해 그 치유 효과가 상당히 광범위하다는 것이 검증되었다.

어싱(Earthing)은 손이나 발 같은 몸의 피부가 땅과 직접 닿거나 간접적으로라도 연결되는 것이다. 사람의 인체에는 혈관, 림프관이 흐르면서 정전기를 발생하여 정전기로 인해 체내, 체외의 인체의 전기적인 균형이 무너져서 만성질환, 암 발생의 원인이 되기도 한다. 건강한 몸을 유지하기 위하여 즉 대지의 자유전자(-)를 인체에 유입시켜 인체를 중성으로 만드는 역할을 하면 건강한 몸을 유지할 수가 있다. 즉 어싱을 함으로써 사람들을 지구의 자연 치유 에너지에 연결하고 염증, 통증 및 스트레스를 줄이며 혈류, 수면 및 활력을 향상한다. 어싱은 현대 사회를 괴롭히는 일반적인 장애를 예방하고 치료할 수 있는 큰 잠재력을 지닌 자연치유가 중요하다는 것을 의미한다.

현대인(現代人)은 어렸을 때부터 지나치게 청결(淸潔)한 환경(環境)에서 나서 자라면서 철저한 위생교육을 받는다. 이것은 자연의 수많은 미생물과 접촉할 기회를 차단함으로써 자가면역을 획득할 기회를 잃어버리게 된다. 이것은 건강과 질병 치유력에 굉장한 손해이고 상실이다. 맨발로 땅을 밟고 맨손으로 흙이나 나무와 풀을 만지게 되면 자연생태계의 공생관계인 다른 생명체들과의 물질 면역적 교류를 활성화하고 전기적 평형과 안정상태를 회복함으로써 불리한 외부 환경에 적응하며 역경을 이겨내는 의지력과 인내력을 키워서 궁극적으로 병을 이겨내거나 아예 걸리지 않게 하는 데 결정적 작용을 한다.

어싱(earthing)의 효과는 몸이 땅에 닿는 면적과 시간에 거의 비례한다. 즉 더 많은 피부 면적이 지구 표면과 닿을수록 좋고 더 오랜 시간 닿아있을수록 좋다는 것이다. 자연동물(自然動物)은 하루 종일 평생을 땅에 몸을 대고 살기 때문에 활성산소 같은 양이온에 의한 정전기가 몸에 쌓이지 않으므로 항상 자율신경계가 안정되고 신진대사에 문제가 생기지 않는다. 동물의 건강 요인을 크게 보면 두 가지인데, 하나는 자연의 천연상태(天然狀態)의 먹거리를 가공 없이 그대로 먹는 것이고 다른 하나는 햇빛과 땅과 물과 대기와 몸이 항상 연결되고 접촉되어 있다는 것이다.

이 큰 두 가지 요인을 분석하고 연구하고 공부하는 것이 현대인에게는 필수적이다. 과거 농경시대를 살았던 우리 선조의 생활방식과 모습은 흡사 자연 동물과 가까웠고 열악한 의식주 환경으로 인해 평균수명은 짧았지만 오늘 우리와 같은 질병은 거의 없었다. 우리 현대인들

특히 질병을 가지고 있는 사람이라면 거의 필사적으로 자연식을 해야 하고 자연에 몸을 담가야 한다.

어싱을 위해서는 맨발 걷기를 생활화하고 매일 일정 시간을 할애해서 규칙적으로 몸을 접지시키고 접지면적을 극대화하기 위해서 물에 발을 담그거나 아예 물속에 들어가는 수영이나 목욕 같은 것이 이상적인 방법이다. 강이나 호수도 좋고 바닷물에 들어가면 더욱 좋다. 바다는 소금기가 있기 때문에 전기전도도가 민물보다 더 높아서 정전기 배출 효과가 뛰어나다. 몸을 통째로 물속에 적시는 방법과 더불어 피부 전체를 대기와 접촉하는 것도 상당히 좋은 효과가 있다. 또한 접지는 통증을 줄이고 상처치유 및 순환하는 호중구와 림프구의 수를 변경하며 염증과 관련된 다양한 요인에도 영향을 미친다.

또한 피부와 접촉한 풍욕법이 있는데 풍욕(風浴)은 찬바람을 맨몸에 쐬어 피부의 급격한 온도변화를 유도하여 냉온욕(冷溫浴)의 효과를 끌어내는 치유법이다. 이것은 찬 공기를 단시간 쐬어서 피부 혈관과 신경을 수축시켰다가 다시 따뜻하게 해주어 이완시키는 수축·이완 반복 교차법으로 면역력을 강화(強化)하고 몸의 저항력(抵抗力)과 인내력(忍耐力)을 키우는 매우 좋은 치유법이다. 목욕 시에 물을 이용하여 냉수욕과 온수욕을 번갈아 반복하면서 동일한 효과를 누릴 수도 있다. 물과 공기를 이용하여 질병을 다스리는 방법은 동서고금에서 오랜 역사가 있고 검증되었다.

마지막으로 강조하고 싶은 것은 스스로 마음을 다스리는 명상 호흡 요법이다. 심신의학(心身醫學)의 mind-body control은 생각이나 믿음 같은 정신 심리적 요인이 몸을 변화시키고 조절한다는 데서 출발한다. 또한 우울증이나 삶의 질을 향상하며 심신의학은 건강을 유지하는 데서 가장 중요한 요소 중 하나인 자율신경계를 안정화하는 데는 심리와 호흡이 굉장히 중요한 역할을 한다. 잡생각을 잠시라도 내려놓고 속세에서 잠시 떠나 마음을 평온하게 한 상태에서 숨을 아주 천천히 깊게 들이쉬었다 내쉬는 복식호흡을 반복하는 명상 호흡법은 굉장히 광범위한 치유력을 가지고 있다. 명상 호흡은 혈압을 내려주고 내분비계와 신경계를 안정시키고 정신 심리적 스트레스를 해소하며 통증을 멈추고 염증을 줄이는 등의 많은 효과가 검증되었다.

훈련을 통해 근육이나 관절 같은 근골격계의 육체적 힘을 키우듯이 심력(心力) 훈련을 통해 자기 생각이나 믿음을 바꾸거나 단련하여 말기암을 극복한다든지 난치병을 치유한 사례는 세계적으로 상당히 많이 알려져 있다. 필자의 클리닉에서도 심리 정신적 교육과 티칭을 통해 암과 난치병을 치유한 사례가 많다.

최근에는 후성유전학이나 양자 의학이라는 새로운 학문체계가 발전하면서 이러한 기전들의 과학적 근거가 속속 밝혀지고 있다. 마음이나 생각이 병을 만들고 병을 치유할 수도 있다는 것은 우리가 일상생활의 경험을 통해서도 적지 않게 경험하는 자연스러운 현상이다. 한의학에서도 칠정손상(七情損傷)이라고 하여 희노우사비공경(喜怒憂思悲恐驚)의 일곱 가지 감정변화(感情變化)가 과도(過度)하면 질병을 만든다고 하여 정신 심리적 조절치유법을 강조한다.

이상의 몇 가지 치유법들은 최소 백 년 이상 인류가 경험하고 임상에서 적용하여 많은 치유 결과로 검증한 매우 좋은 방법들이다. 음식을 바꾸고 점검하는 가장 중요한 자연 식물식 섭생법에 더불어 위 마지막 챕터에서 언급한 노동과 운동요법, 접지 어싱 요법, 일광욕, 풍욕, 냉온수 요법, 명상 호흡 요법 등 다양한 자연요법들을 병행하여 약물로 치유되지 않는 현대병을 극복해야 한다. 자연요법의 양대 산맥이라고 할 수 있는 동양의 니시의학과 서양의 거슨의학의 치료법들을 보면 거의 모두 소식이나 단식으로 장을 비우고 관장 요법으로 장관을 청소하며 장기적으로는 자연 식물식을 위주로 하는 식단으로 철저한 소식과 운동을 원칙으로 한다.

여기에 녹즙이나 채소 과일즙만으로 식사하는 완전 생채식 요법, 니시운동법이라고 하는 몇 가지 스트레칭과 기혈 순환을 조절하는 물리적 요법을 시행한다. 막스 거슨의 커피 관장법이나 레몬 관장법은 탁월한 효과가 잘 알려져 있다. 이들 요법은 그 어떤 약물도 사용하지 않고 수술이나 시술 같은 의학적 물리요법들을 쓰지 않고서도 거의 모든 만성 난치성 질병들에 효과를 발휘한다.

결국 종합적으로 큰 틀에서 바라볼 때 질병이라고 하는 생리 생화학적 이상 상태는 사람이 섭취하는 음식으로 인한 물질적 이상과 인체가 살아가는 환경의 오염으로 인한 이상 상태로부터 기인하는 것이다. 이것은 이 두 가지 근본적인 문제를 해결하지 않고 약물이나 물리적 방법으로 단순히 증상만 일시 안정시키려고 하는 약물요법과 수술요법으로는 대안이 되지 못한다.

지금 당장 해결하지 못하더라도, 시간이 걸리고 힘들지라도 먹거리를 바꾸고 몸을 바꾸고 환경을 바꾸는 큰 그림을 그려야 하고 우리 한 사람 한 사람 개인의 노력이 합쳐져서 전 인류적, 전 지구적 변혁이 일어나야 궁극적인 치유가 가능하다. 이것은 참으로 묘연하고 막막하다. 그러나 이 글을 읽는 누구라도, 단 한 사람 나부터라도 실천해야 하고 시작해야만 한다.

자연 치유법만이 살길이고 유일한 대안일 수밖에 없다. 자연 식물식만이 인류를 구하고 지구환경을 구하고 지속 가능한 우리의 미래를 구할 수 있다고 믿는다.

# 참고문헌

- 존 맥두걸. (2018). 맥두걸 박사의 자연식물식. 사이몬북스. 1-288.

- 더글라스 그라함. (2020). 산 음식, 죽은 음식. 사이몬북스. 1-336.

- 존 로빈스. (2011). 존 로빈스의 음식혁명. 시공사. 1-493.

- 하비 다이아몬드. (2020). 자연치유 불변의 법칙. 사이몬북스. 1-312.

- 안드레아스 모리츠. (2020). 건강과 치유의 비밀. 에디터. 1-952.

- 고오다 미쓰오. (2017). 원조 생채식. 정신세계사. 1-328.

- 와타나베 쇼. (2013). 니시건강법. 건강신문사. 1-246.

- 막스 거슨. (1996). 암 식사요법. 지식산업사. 1-532.

- 전홍준. (2013). 비우고 낮추면 반드시 낫는다. 1-332.

- 이의철. (2021). 조금씩 천천히 자연식물식. 니들북. 1-416.

- 리처드 랭엄 지음. (2011). 요리 본능(불, 요리, 그리고 진화). 사이언스북스. 1-310.

- 통계청. 보도자료. 2022년 사망원인 통계 결과. 2023. 09.21.

- Menigoz, W., Latz, T. T., Ely, R. A., Kamei, C., Melvin, G., & Sinatra, D. (2020). Integrative and lifestyle medicine strategies should include Earthing (grounding): Review of research evidence and clinical observations. *Explore*, 16(3), 152-160.

- Oschman, J. L., Chevalier, G., & Brown, R. (2015). The effects of grounding (earthing) on inflammation, the immune response, wound healing, and prevention and treatment of chronic inflammatory and autoimmune diseases. *Journal of inflammation research*, 83-96.

- Jin, X., Wang, L., Liu, S., Zhu, L., Loprinzi, P. D., & Fan, X. (2020). The impact of mind-body exercises on motor function, depressive symptoms, and quality of life in Parkinson's disease: a systematic review and meta-analysis. *International journal of environmental research and public health*, 17(1), 31.

제2장

# 인체와
# 자연치유의 원리

# 1

## 인체와 자연의
## 상호관계

지구상의 모든 생물의 생존과 발전은 모두 환경의 영향을 직접 받고 있으며, 환경과 떨어져 생존할 수 없다. 인류도 역시 그를 둘러싸고 있는 자연계와 밀접하고 분리할 수 없는 상호 관계가 있다.

동양의학에서는 생리 과정에 대한 유물론적 원칙들을 심오하게 다루고 있으며 유기체와 외부환경과의 적응에 관한 원칙이 철저히 적용되고 있다. 특히 생체의 기능이 외적 조건에 따라서 영향을 받으며 생체는 외계에 부단히 적응하여 균형을 보장하고 있으며 이 균형의 파탄은 병을 일으킨다는 것을 보여주고 있다.

『영추』사객편(邪客篇)에 "사람은 천지와 서로 상응한다." 인여천지상응(人與天地相應)"이라고 하였는데, 이것은 사람에게서 생리, 병리적 여러 현상과 자연계에서 일어나는 여러 가지 현상들을 서로 비유해 보면 유사한 점들이 있다는 뜻으로서 그 본질적 내용은 인체가 자연계의 변화에 적응한다는 것을 중요하게 강조하고 있다.

황제내경『소문』에는 "…하늘에서는 바람이 되고 땅에서는 목이 되며, 하늘에서는 열이 되고 땅에서는 화가 되며, 하늘에서는 습이 되고 땅에서는 토가 되며, 하늘에서는 조가 되며 땅에서는 금이 되며, 하늘에서는 한이 되고 땅에서는 물이 된다. 그러므로 하늘에 있어서는 기가 되고 땅에 있어서는 형체를 이룬다. 형과 기가 서로 감응되어 만물이 생긴다…. 한, 서, 습, 조, 화, 풍은 하늘의 음·양이므로 3양 3음이 위에서 받들고 목, 화, 토, 금, 수는 땅의 음양이니 생, 장, 화, 수, 장이 아래에서 응한다…."고 하였다. 이것은 즉 하늘에는 한(寒), 서(暑), 조(燥), 습(濕), 풍(風), 화(火)의 기가 있고 땅에는 목, 화, 토, 금, 수의 형(形)이 있어서 형과 기(氣)가 상호 감응되고 상호 영향을 주는 조건에서 변화가 발생하고 만물이 발생한다는 것을 의미한다. 그리고 동시에 만물이 생겨난 후에는 역시 고정불변한 것이 아니라 발전하며 이것이 곧 생→장→화→수→장이다. 이러한 과정으로 변화하는 것은 천지 음·양의 변화와 밀접한 관계가 있다.

봄에는 생하고, 여름에는 자라고, 가을에는 거두어 들이고, 겨울에는 저장한다. 이러한 자연의 순환과정에서 가만히 머물지 않고 자연스럽게 변화하는 과정이 화이다. 사람은 태어나 성장하여 결혼하여 자손을 낳고 나이 들어 다시 자연으로 돌아가 흙이 되는 삶의 과정이 생장화수장이다. 이와 같이 '사람과 천지는 서로 상응'한다.


## 기후 변화의 영향

우리는 매일 같이 기후 온난화의 심각성에 대한 뉴스를 들으며 산다. 기후 온난화로 인해 해수면이 상승하여 해안가 도시가 침수되고, 바닷물 온도가 올라 바다 생태계의 변화가 생긴다. 빙하가 녹아내림으로 인한 홍수 발생과 빙하에 의존하는 동물과 식물이 멸종 위험에 처해 있다. 기온 상승으로 인한 물 부족, 기후 관련 질병으로 인한 사망, 생물 멸종 위험, 사막화 가속화로 산림이 멸종하고 동물 서식지가 사라진다. 또한 침수 피해, 폭염 피해, 전염병, 감염병 증가, 기후난민 발생 등 기후 관련 재난으로 인한 경제적 피해 규모도 해마다 커지고 있다. 이러한 기후 변화가 인체에 미치는 영향에 대해 한의학에서는 오래전부터 말해주고 있다.

생체의 기능이 외적 조건에 따라서 영향을 받으며, 생체는 외계에 부단히 적응하여 균형을 보장하며 이 균형의 파탄으로 병이 생기므로 해당한 치료 방법들을 설명하고 있다.

『동의보감』에서는 춘, 하, 추, 동 사시의 변화에 따라서 유기체의 기능이 변화하므로 사시에 따라 질병이 서로 다를 수 있으며, 침을 놓을 때에도 봄과 여름에는 얕게 놓고 가을과 겨울에는 깊게 놓아야 한다는 것을 강조하고 있다.

사시절의 기후 변화를 보면 봄은 따뜻하고(春溫), 여름은 열(夏熱), 가을은 서늘하고(秋凉), 겨울은 춥다(冬寒). 그런데 이 네 가지 기후는 그 성질이 실제로는 온(溫)과 열(熱)을 한편으로 하며, 량(凉)과 한(寒)을 다른 편으로 하여 상호 대립하면서도 통일을 이루고 있는 두 개의 측면으로 볼 수 있다. 즉, 춘하(春夏)는 양(陽)이 되고 추동(秋冬)은 음(陰)이 된다.

『동의보감』 내경편에는 "…사시와 음양은 만물의 근본이다… 봄과 여름에 양기를 보양하고 가을과 겨울에는 음기를 보양하면서 그 근본에 순응한다. 그 때문에 만물과 같이 발생하고 장성하는 속에서 오르고 내린다. 그 근본에 어긋나면 본질을 상하게 되며 진기를 파괴하게 된다. 그래서 음양과 사시는 만물의 시초인 동시에 종말인 것이며 죽고 사는 근본이다. 이를 위반할 때에는 재해가 생기며 이에 순응하면 질병이 발생하지 않는다.”라고 하였다.

춘, 하, 추, 동의 변화는 봄은 따뜻하고 여름은 무덥고, 가을은 서늘하고 겨울은 추운 등 일정한 규칙이 있으나 한, 열, 온, 양의 변화는 때로는 명확히 구분할 수 없다. 본 계절과 완전히 상응하지 않을 수도 있으며 또 그 지점과 시간이 똑같은 것도 아니다.

식물이 봄에는 발아하고 여름에 성장하여 무성하고 가을에 점점 무르익고 겨울에 잎이 떨어지듯 이것은 인체에서 일어나는 정상적 생명 활동의 과정이기도 하다.

『동의보감』 내경편에서는 “…봄철 석 달은 새싹이 나오는 시기다. 천지가 모두 생동하므로 만물이 번영한다. 이 봄철 기후에 인체가 순응하지 못하면 간(肝)을 손상하여 여름에 가서 천명이 생겨 장성하도록 받드는 힘이 적어진다. 여름 석 달은 무성해지는 시기이다. 천지의 기가 교체되어 만물이 무성하고 성숙한다… 이 여름철에 순응하지 못하면 심장을 손상하며 가을에 가서 개학(여러 가지 학질의 총칭)이 되어 수습하는 기운을 받드는 힘이 적어져 겨울이 되면 중병이 된다. 가을 석 달은 평정해지는 시기이다. 천기는 쌀쌀해지고 지기(地氣)는 명랑해진다… 이 가을 기후에 순응하지 못하면 폐장을 손상하여 겨울에 가서 삭지 않은 설사를 하여 저장하는 기운을 받드는 힘이 적어진다. 겨울 석 달은 폐장기라고 말한다. 이 시기는 물이 얼고 땅이 얼어 양기가 요동하지 않게 된다. 이 겨울철 기후에 순응되지 않으면 장이 손상되어 봄에 가서 위절(사지를 잘 쓰지 못하는 병)이 되어 생동하는 기운을 받드는 힘이 적다"고 하였다.

옛사람들은 온(溫), 열(熱), 양(凉), 한(寒)의 변화를 사계절 위주로 하여 기온을 분류하였고, 생활 경험을 통해 자연계에는 이것 외에 바람이 불고, 비가 오며, 서리와 눈이 내리는 등 복잡한 기후 변화가 있음을 알게 되었다.

기후 변화의 주요 요인에는 풍(風), 한(寒), 서(暑), 습(濕), 조(燥), 화(火) 여섯 가지가 있으며, 공기가 흘러 움직이는 것을 풍(風), 온도가 낮아지는 것을 한(寒), 온도가 높아지는 것을 열(熱), 습도가 높아지는 것을 습(濕), 약해지는 것이 조(燥)가 되고 그중에서 서열(熱)이 다시 더 나가면 화(火)가 되며, 이 여섯 가지 기후 변화를 육기(六氣)라고 하였다.

봄에는 따뜻하고 여름에는 덥고, 가을에는 서늘하고 겨울에 추운 것은 정상적이다. 사계절에 따라 육기의 변화는 정상적 조건에서 일정하게 전변되기 때문에 모든 생물은 사시의 이동과 육기의 변화에 따라 적응할 수 있고 이것이 정상적인 규칙이다.

그러나 모든 현상이 이러한 정상적 조건과 규칙만으로 변화 발전하지 않는다. 정상이 있는가 하면 비정상이 있으며, 순조로운 것이 있는가 하면 순조롭지 못한 것 등이 있는데, 비정상적 변화와 조건은 모든 생물의 생장 발전에 불리한 영향을 준다.

기후가 비정상적으로 변화할 때 인체가 그것을 극복하지 못하면 질병을 발생시키는 중요한 요인이 된다. 여섯 가지 기후 변화가 병적 요인이 될 때 이 육기를 육음이라고 한다. 육기와 육음은 같은 내용이지만 그것이 병적 요인으로 인체에 작용하는가 하지 않는가에 따라 다르게 불린다.

사시 철과 기후가 일치되는 것은 정상적인 현상인데, 때로는 철과 기후가 맞지 않는 태과와 불급이 있다. 봄이 되면 응당 따뜻해야 하는데 도리어 추우며, 가을이 되면 서늘해야 하는데 도리어 더운 것은 불급(不及)의 현상이다. 이것은 철은 이미 이르렀는데 기후가 이르지 못한 것이다. 여름이면 더워야 하는데 도리어 서늘하거나 겨울이면 추워야 하는데 도리어 따뜻한 것은 태과(太過)의 현상이다. 이것은 철이 이르지 않았는데 기후가 먼저 이른 것으로, 현재 온난화의 현상과 비교해 볼 수 있다. 온난화가 심할 때는 여지없이 전염병도 함께 나타난다. 자연계의 기후 변화가 아무리 복잡하더라도 사시는 음양의 변화이고 육기는 사시의 변화라고 말할 수 있다.

풍, 한 서, 습, 조, 화는 정상적 조건에서 육기가 되어 인체에 이롭지만, 비정상적인 조건에서는 육음이 되어 인체에 해롭게 된다.


## 지방, 풍토 및 풍속에 의한 영향

사람들은 각각 다른 기후, 풍토의 환경과 습관 속에서 생활하고 있다. 지역과 풍토의 차이에 의해 사람들의 생활 습성도 다르다. 이러한 자연환경의 영향으로 인체의 생리현상과 병변에도 현저한 차이가 나타난다.

『향약집성방(鄕藥集成方)』 서문에 "… 명의가 병을 진찰하고 약을 쓰는 것이… 원래 한 가지의 방법에만 구애된 것은 아니다. 대체로 백리, 천 리의 거리에서 풍속 및 기후가 다르며 초목이 생장하는 것도 각기 자기의 마땅한 곳이 있고 사람의 음식 기호도 역시 습관이 있기 때문에 옛적부터… 모든 약초의 맛을 보고 기후, 풍토, 습관 등에 따라 병을 치료하였다…"라고 서술하고 있다.

실제 임상에서 지방 풍토의 차이에 따라 사람들의 습관, 기호도 각각 다르며 이 차이에 의하여 같은 병변이라도 서로 다른 증상이 나타날 수 있고 치료도 그에 알맞게 하여야 한다.

16세기 초에 김순의 『식료찬요』, 정유인의 『생록』, 박운의 『위생방』, 그리고 허준에 의해 집필된 『동의보감』을 비롯한 많은 고전에는 우리나라의 기후 특성부터 일부 서해안 지대의 지하수가 많은 경우에 염화물을 다량으로 포함하고 있어 이것을 없애는 데 명반을 사용하고 있는 사실이 기재되어 있다.

그리고 오염된 개방성 수역이나 지하 수위가 높은 것은 일반적으로 주민들에게 좋지 않은 영향을 주기 때문에 "우물물은 멀리서 오는 지하수가 으뜸이요, 가까운 곳에서 강물이 스며드는 것은 좋지 않다…"고 하였다. "더욱이 도시는 주택이 조밀하여 개울물과 더러운 물이 우물에 스며들어 물이 더러워져 있으므로 반드시 끓여서 한동안 놓아두었다가 오염물이 가라앉은 다음 위에 뜬 맑은 물만 따라서 써야 하며… 비가 내린 후 우물물이 흐려졌을 때는 복숭아씨, 살구씨를 보드랍게 짓찧어 물속에 풀어 넣고 잠시 기다려서 흐린 것이 다 가라앉은 다음에 써야 한다…"라고 하여 지방 특성에 따르는 대책을 아주 조리정연하게 강조하였다.

우리나라 실학자이며 의학자인 이제마(李濟馬)는 『동의수세보원(東醫壽世保元)』에서 자연현상은 끊임없이 변화하는 것이고, 지방마다 다르고 인간은 천지 음양의 기운에 순응함으로써 건강 무병하며, 사람들의 질병의 원인은 풍, 한, 서, 습, 조와 같은 외인(外因)에만 있는 것이 아니라 각각 다른 지방, 풍토, 풍습 등에 의하여 형성된 인체의 적응 변화와 그로부터 정신 심리 상태의 변화에도 크게 관계된다는 것을 사상의학(四象醫學) 이론으로 서술하고 있다.

　질병을 일률적으로 취급하지 않고, 같은 병에 같은 약을 쓰더라도 지방, 풍토, 풍속에 따라, 개인적 특성에 알맞게 약성을 달리하고 그 분량을 가감하여 치료하는 개별화의 원칙이 한의학의 전통적 특성의 하나인데, 이런 원칙들은 『의방유취(醫方類聚)』, 『향약집성방』, 『동의보감』을 비롯한 우리나라 역대 고전들에서 많이 찾아볼 수 있다. 여기에는 임상에서 검증된 치료법, 약재, 처방, 예방법 등에서 각 지방, 풍속에 의하여 서로 다른 각종 단방과 민간요법들이 매우 많이 수록되어 있으며, 우리나라 곳곳에 분포 되어있는 온천과 약수들을 광범위하게 이용하여 질병 치료 및 예방에 널리 이용하였다는 것을 알 수 있다.

　『동의보감』 잡병편에서 "…북방은 흙이 두터우며 물이 깊다… 사람의 체질이 실한 것이 많고 허한 것이 적으므로 치료는 청량제(清涼劑)를 많이 쓰는 것이 좋고, 남방은 사람들의 체질이 허한 것이 많고 실한 것이 적으므로 치료하는 데 온화제(溫化劑)를 많이 써서 조리해야 한다."라고 하여 북방과 남방에서의 병 치료법이 다르다는 것을 보여주고 있다. 또한 "…동방은 천지의 기운이 시작되는 곳이며 생선과 소금이 나는 곳으로서 바닷물이 가까우므로 백성들이 물고기와 짠 것을 좋아하고 잘 먹고 잘살며, 서방은 금, 옥과 모래들이 많은 땅으로서 천지가 거두어들이는 곳이다. 백성들이 높은 언덕에서 살며 바람이 많고 수토가 세서 백성들이 면포를 입지 않고 털옷을 입으며 짚을 깔고 음식은 기름진 것으로 잘 먹는다. 북방은 천지가 닫아 매는 곳이며 지

역이 높고 바람이 차서 얼어 터진다. 백성들이 평지에서 살기를 좋아
하고 젖을 많이 먹는다. 남방은 천지가 길러내는 작용을 하는 곳이며
양기가 왕성한 지방이라 그 땅이 낮고 수도가 약하여서 안개 이슬이
많다. 백성들은 신 것과 붕어를 먹기 좋아한다. 가운데는 땅이 평탄하
고 습기가 많으니 생산되는 물건이 많아 백성들이 여러 가지 것을 먹
으면서 피로하지 않으므로 성인들은 여러 가지로 치료에 각기 거기에
맞도록 하라."고 하여 각 곳의 풍토에 따라 치료법에 차이가 있음을 보
여주고 있다.


## 자연환경의 적응과 소통


　인간의 생명 활동은 외적 환경을 떠나서는 존재할 수 없고, 인체 내
에서의 폐쇄되고 고립된 활동이 아니라 외부환경과의 상호작용 속에
서 진행된다.
　자연계의 여러 가지 기후 변화가 능히 사람에게 질병이 발생하게 하
지 못하는 것은 인체의 생리기능이 사시, 육기의 변화에 따라 상응하
게 적응하기 때문이다.
　『영추』에는 "기후가 덥고 옷을 두껍게 입었을 때는 주리(腠理)가 열려
땀이 나고, 기후가 차면 주리가 닫혀 기습(氣濕)이 잘 통하지 못한다."
라고 한 것은 외부 환경의 변화에 인체가 적응한다는 것을 말해 준다.
　외부 환경에 대한 인체의 적응 기능의 저항성은 매우 큰 관계가 있
으며 인체에 저항력이 있다면 사기가 비록 인체를 침범하여도 인체를

해하지 못한다.

사람은 외부환경과의 순응 과정에서 서로 각각 다른 면역을 가지고 있기 때문에 같은 병에 걸려도 획득한 면역으로 병의 시작과 진행은 다를 수밖에 없다.

이제마는 사람들을 육체적인 면(체격, 용모, 장부를 포함)과 정신적인 면(성질, 정서, 행동을 포함)에 따라 네 가지 유형인 태양인(太陽人), 소양인(小陽人), 태음인(太陰人), 소음인(少陰人) 등 사상(四象)으로 나누고 그 상에 따라 같은 질병이라도 증상이 다르며, 약물에 대한 반응성도 다르다는 것을 발견하고 그를 임상에 도입 활용하였다.

이제마는 "…왜 같은 병에 같은 약을 썼는데 이 사람은 효과가 있고 저 사람은 효과가 없을 뿐만 아니라 오히려 큰 해를 보는 일이 있는가? 왜 인체를 보하기 위하여 인삼을 먹었는데도 어떤 사람은 효과가 크나 어떤 사람은 두드러기가 돋거나 아무런 효과가 없는가? …이것은 누구에게나 천편일률식으로 치료하는 것은 옳지 않고 사람은 다 한 가지가 아니니 체질(체격과 성질)을 잘 연구하고 치료해야 한다…"고 하였다.

사람은 모든 유기체 중에서 가장 귀중하고 영특한 정신적 본능과 육체적 활동으로 자기의 생명을 보존할 길을 개척하고 있다. 생명의 보존을 위하여 자연환경 속에서 육체와 정신 및 심리 상태의 불균형을 잘 조절하면 외사(外邪)의 침입과 정신적 자극을 피하여 질병을 미리 방지할 수 있을 뿐만 아니라 이미 걸린 질병도 치료할 수 있다. 비록 외부 환경 조건이 인체에 불리하다 해도 몸이 튼튼하고 저항성이 강한 사람일수록 그에 대한 적응 기능은 더 건전하고 그렇지 못한 사람일수록 적응 기능이 약하며 몸은 더 쇠약해진다.

『황제내경』에서 "내인(內因)이 외인(外因)을 결정한다'라고 하였고, 『동의보감』에 "사람의 몸은 한 개의 나라와 같다(人身一國)"라고 함으로써 국소 장기들과 인체를 유기적으로 연계시켜 구체적으로 고찰하고 있다.

인간의 몸은 정신과 육체로 분리될 수 없으며, 사회구조와 자연환경과의 조화 속에서 완성되는 하나의 인격체로서 몸의 질병도 자연과 사회의 부조화에서 연유되고, 치료도 이러한 부조화를 정상으로 회복시키는 데 중점을 두어야 한다.

한의학은 서양의학과 달리 인체를 하나로 보며 외부환경과의 통일성을 이루는 기전의 하나를 '경락'이라는 물질적 과정으로 보고 경락의 이론을 통하여 생체 내에서 일어나는 모든 연관성과 외부환경과의 관계를 구체적으로 설명하고 있다.

『영추』 경별편에 "…경락은 사람이 살게 하며, 병이 되게 하며, 건강하게 하며, 병이 낫게 하며… 배우는 데 시초가 되니 의사는 이것을 잘 알아야 한다."고 하였다.

경락은 인체의 기혈을 운행하며 통과하고 연락하는 통로로서 전신에 분포하고, 표리(表裏)에 통달하고, 상·하(上·下)에 연결되고, 상호 연계되어 유기적인 통일을 이루어 각각 소속된 계통을 이루고 있는 물질적 과정이다.

경락은 인체의 전신을 달리면서 그 인체의 생로병사(生老病死)를 주관하는 통로이다. 인체에 질병이 생길 때 그 증상이 최초로 나타나는 곳이 경락이고, 또 질병의 치료도 그 경락을 조절함으로써 가능하다.

봉한학설에 의하면 경락은 관 모양의 구조물 다발로 되어있으며, 혈관 및 림프계통과는 명확히 구별된다고 하였다. 관 속의 액체에는 핵산(DNA와 RNA), 단백질, 지질, 탄수화물 등 생명체의 기본이 되는 유기물질과 함께 일부 호르몬 성분이 포함되어 있으며, 부신피질호르몬, 부신수질호르몬, 성호르몬 등과 같은 특정 호르몬이 존재하며 심지어 다른 부위에 비해 상대적으로 많이 분포되어 있다고 한다. 심장박동을 높이거나 근육을 수축시키는 아드레날린과 노르아드레날린은 심장과 혈액에 비해 수십 배 많은 양이 검출됐다. 경락 계통 내로 순환하는 이러한 특수한 과립들을 '산알'이라고 한다. 이것은 경락을 통해 생명 에너지인 기가 흐르고 기의 방어 작용으로 인체에 육음의 사기가 침범하지 못하게 되는 것이다.

봉한액이 몸 전체를 순환하는데 장기의 세포에서 형성된 산알이 여러 봉한 체계를 거쳐 표층 봉한소체에 이른 후 다시 장기부위로 돌아가는 과정에서 산알은 완전한 세포로 성숙한다고 하였다. 표층 봉한소체는 피부 아래에 있다. 산알이 장기의 세포에서 형성돼 표층 봉한소체에서 받을 수 있는 작용은 광화학적 영향이다. 실험을 통해 햇빛을 받지 못한 상황에서 산알이 제대로 세포로 자라지 못한다는 것을 보여주었는데, 간장 세포에서 얻은 산알을 보통의 조건에서 배양했을 때 산알은 4일경에 104개의 세포로 자라났고, 암실에서는 32개만 형성되었다. 이것은 햇빛이 산알의 성숙 과정에 어떤 핵심적인 역할을 수행할 것임을 알려주는 대목이며, 우리 몸속 각 조직의 모든 세포는 햇빛을 받아야 살 수 있으며, 자연환경과 밀접한 관계가 있다는 것을 보여준다.

# 2

# 동양의학은
# 예방의학이다

살펴본 바와 같이 기후 변화와 지방, 풍토 및 풍속, 그리고 외부 환경에 대한 인체의 적응과 소통은 인간의 삶에 있어 가장 큰 영향을 주는 인자들이다. 인체의 질병은 이러한 자연의 섭리를 거스를 때 생겨나는 것이다.

현재 우리는 과학의 발전으로 캡슐 하나에 온갖 영양소, 미네랄을 넣어 만든 건강식품들이 날마다 새롭게 등장하는 세상을 살고 있다. 하루 이틀 복용한다고 큰 문제가 생기지 않는다. 그러나 횟수를 더해 갈수록 몸의 균형은 깨지고 면역력이 떨어지고 병명도 모르는 질병들에 고통을 받게 된다.

동양의학에서의 예방 사상은 우리 선조들이 생활 실천을 통한 오랜 관찰을 거쳐 모든 질병의 발생 규칙들을 구체적으로 관찰한 데서부터 얻은 결론이다. 또한 질병의 발생과 자연계의 기후 변화와의 관계, 인체의 정신 및 정서 활동과 주위 환경과의 적응 능력 등의 밀접한 연관 속에서 수립된 것이다. 이러한 요인에 근거하여 인체에 대한 양생(섭생)

및 체력을 단련시키기 위한, 대자연 환경 변화에 적응하기 위한 효과적인 방도와 수단들을 밝히는데 주요한 관심이 돌려졌다.

질병에 대한 예방 문제는 인류의 건강을 보호하기 위한 질병 치료와 동반하여 절실한 문제의 하나로 제기되었으며, 예로부터 여러 학자의 견해와 경험들이 수록되었다. 물론 많은 경우에 예방 문제가 선차적으로 제기되지 못하였으며, 질병 치료가 위주로 되고 예방은 그다음에 놓이면서 뚜렷하게 설정되지 못하였다.

최근 우리나라의 실정을 보면 예방을 위해 노력하는 사람들과 일단 질병이 생기면 그때 가서 치료하면 된다는 사고방식을 가진 사람들로 나뉘고 있다.

1433년에 나온 『향약집성방(鄕藥集成方)』에서 예방을 선행시킨 데에 대한 일련의 문제들이 강조되었으나, 예방 위주의 초미의 문제를 체계정연하게 서술한 것은 역시 1610년 허준에 의해 집필된 『동의보감』에서 이루어졌고, 이러한 선진적인 사상의 시도는 그 이후에 발간된 우리나라 한의학 고전들에서도 체계적으로 잘 반영되고 있다.

건강한 몸의 정상적 기능과 해부에 대하여 먼저 서술하고, 그것을 더욱 튼튼히 하는 법, 병의 원인과 그의 예방 대책, 병이 난 뒤에도 그것을 조기에 발견하고 효과적으로 치료하기 위하여 치료법을 상세히 논하고 많은 처방과 민간요법들까지 기록하고 있다.

『동의보감』 서문에는 "사람의 질병은 모두 몸을 잘 조섭하지 못하는 데서 발생하는 것이니 수양이 먼저요 약과 뜸은 그 다음…"이라고 강조하고 있다. 질병 발생에서 외적인 원인과 내적인 요인이 같이 원인이 되지만, 그중에서 특히 중요시하여 관심을 돌린 것은 내적 요인이다. 왜냐하면, 질병 발생은 자연계의 기후 변화, 풍토, 지방 풍속 등의 외계 환경과 밀접한 관계가 있지만, 실지 병이 발생하고 발생하지 않는 중요한 고리는 개체에서의 질병을 일으키는 요소의 저항성에 의존하기 때문이다.

『동의보감』에서는 "정기(精氣)는 만물의 구성요소로서의 본체이다. 그 신체를 온전히 하면 생존하게 되고, 정기를 보양하면 생명이 오래 보존된다"라고 하였다. 이것은 외계에서 병이 발생할 수 있는 요소의 침습을 예방하는 것과 동시에 인체의 내재적 요소인 정기의 중요성에 대하여 특별히 강조하고 있다.

한의학에서는 병이 생긴 다음에는 낙망하거나 고민하지 말고 속히 치료하여 가벼운 병이 엄중한 병으로 되기 전에 방지하라고 한다. 이는 한 장부의 병이 다른 장부들에 파급되지 않도록 미리 방지하도록 하고 있다.

『동의보감』에서는 "잘 치료하는 의사는 병이 피모(皮毛)에 있을 때 치료하고…그 다음에는 병이 (깊이 들어가) 오장에 있을 때 치료하게 되면 절반밖에 고치지 못한다…"고 하여 조기 치료의 필요성을 중요하게 여겼다.

실제 진료하다 보면 병을 방치하거나 병원에 갈 시간이 없어서, 경제적 여유가 없어서, 약 처방 받아 몇 개월 복용했는데 낫지 않아서 등등의 이런저런 이유로 미루다 온 사람들은 치료 기간이 더 길어지는 경우가 많다. 치료 시기를 놓쳐 병이 이미 오장육부(五臟六腑)로 깊이 들어가 치료가 어려워지기도 한다. 가래로 막을 것을 불도저로 막아도 안 되는 상황에 이른 것이다.

허준은 병 치료법을 논하는 데 있어 어느 학파나 학설에 치우치지 않고 어떠한 방법으로나 최선을 다하여 질병을 빨리 치료하며, 그로부터 다른 병이 파생되지 않도록 하여 건강을 유지하여 장수하게 하는 데 주력할 것을 강조하였다.

이와 함께 한의학에서는 건강과 장수 및 예방에서 음식, 기거, 생활상 주의 사항과 더불어 진기(정기)를 보하고 강장을 도모하기 위한 각종 약재와 자연 식물들을 많이 제기하였다.

『동의보감』에 몸과 마음을 보양하며 장수하는 약물에 관하여 서술하였고, 정수를 보양하고 진기를 바르게 해서 원기를 보하고 노인들을 젊어지게 할 뿐 아니라 온갖 허한 것을 다 보하여 주며 모든 병을 제거한다는 경옥고를 비롯하여 삼정환, 인삼 고본환 등 많은 보약 복방들과 단방들을 수많이 기록하고 있다.


## 질병의 예방을 위한 정신 수양

우리가 흔히 생각하는 통증(痛症)은 상처가 생겼을 때에 느끼는 것이 아니다. 심리적, 정서적 문제 때문에 통증을 느끼는 경우가 많다. 일차적으로 통증은 상처와 관계가 있지만, 신체적인 근거가 전혀 없거나 거의 없는 상황에서도 심리적인 이유로 통증을 느끼기도 한다.

근심과 걱정, 불안, 우울과 같은 감정 상태는 신체적 요인으로 인해 생긴 통증의 강도를 더욱 높이기도 하고 낮추기도 한다.

대부분 불안을 가라앉히고 쉬게 해주면 통증이 사라지기도 하는데, 이런 경우는 심리적 장애가 인체에 영향을 끼치는 것으로 이것을 정신 신체 통증이라고 한다.

우리가 사는 주위 환경의 모든 것은 인체에 감각되거나 자극을 주는데, 정상적인 조건에서는 인체의 건강에 영향을 주지 않는다. 그러나 일정한 정도의 도수를 초과하는 과도한 자극은 칠정(喜, 怒, 憂, 思, 悲, 恐, 驚)을 상하게 하여 내상의 질병을 일으킨다. 이것은 인체의 정과 기를 손상하게 되며 신체 저항력을 저하해 질병을 유발한다.

현대인들의 많은 질병이 스트레스에 의한 증상으로 진단이 되는 경우가 많다. 칠정의 감정이 인체의 통증과 같은 질병을 유발한 것이다. 그러한 통증을 제어하기 위한 수많은 치료법이 있고 지금도 연구 개발되고 있다.

사람들은 그중 가장 손쉽게 통증을 멈출 수 있는 진통제, 안정제에 의존한다. 결국 약물의 부작용을 인식한 후에야 약에서 멀어지려고 하는 노력을 한다.

칠정의 감정을 만들어 내는 우리의 마음에도 근육이 있다. 몸의 근육처럼 마음 근력도 체계적이고 반복적인 훈련을 하면 강해지게 할 수 있다.

마음 근력을 키우면 정신건강에 큰 도움이 된다. 불안과 통증의 고통으로부터 자유로워질 수 있으며 감정조절력이 향상되어 마음이 늘 평온해지고 행복한 상태가 오랫동안 지속되며 분노와 두려움과 불안이 일어나지 않는다.

그뿐만 아니라 신체의 여러 기능이 향상되고 노화도 늦춰지는데, 근력운동이 몸의 급속한 노화를 막아주듯이 마음 근력 훈련은 뇌의 노화를 막아준다는 최신 연구 결과가 이를 과학적으로 명확히 입증하고 있다.

또한 마음 근력이 향상되면 뇌의 편도체(Amygdala)를 안정화하고 전전두피질 중심의 신경망을 활성화함으로써 전반적인 인지능력이 향상된다.

전전두피질이 뇌의 겉 부분이라면 편도체는 저 깊은 속 부분이다. '감정 중추'라고도 불리는 변연계(limbic system)의 핵심 부위가 바로 편도체인데, 위기 상황이라고 판단되는 순간 이를 온몸에 알림으로써 위기를 효율적으로 극복하기 위한 일종의 경보장치와 같은 역할을 한다. 편도체에서도 중심부에 자리 잡은 '핵(nucleus)'은 두려움의 순간에 심박수를 급격히 변화시켜 매우 빨리 뛰게 하거나 혹은 갑자기 천천히 뛰게도 한다. 쥐의 경우 깜짝 놀라거나 반대로 꼼짝 못 하고 얼어붙는 반응을 보이기도 하는데, 한번 심한 두려움을 경험하게 되면 '공포 학습' 효과로 인해 비슷한 자극에도 더 강하게 반응한다.

사람을 대상으로 한 실험에서도 먼저 일상적인 소리를 들려준 직후에 쾅 하는 소리를 들려줘 깜짝 놀라게 했더니 나중에 일상적인 소리를 들려줬을 때도 편도체가 활성화되는 것이 발견되었다.

반면에 편도체에 이상이 생겨 자극이 주어져도 활성화되지 않으면 두려움을 느낄 수 없게 되는데, 만일 한쪽 편도체에 이상이 생겼다 해도 다른 한쪽의 편도체만으로 상당한 양의 정보를 처리할 수 있으므로 어느 정도 두려움을 느낄 수 있다. 그러나 좌우 편도체 모두에 장애가 생긴 환자는 두려움을 느끼지 못한다. 이처럼 편도체는 두려움과 공포의 감정을 유발하는 중심축으로서, 편도체의 활성화는 분노나 짜증, 무기력이나 우울감 등의 부정적 감정의 근원이 되는 두려움을 느끼게 한다.

반복적으로 활성화되는 편도체는 자그마한 자극에도 크게 반응하는 공포 회로를 형성하고, 이때 마음 근력의 기반인 전전두피질의 신경망은 기능이 저하된다.

　반대로 전전두피질이 활성화되면 편도체를 억제하고 통제할 수 있다. 긴장되는 중요한 순간일수록 의도적으로 편도체를 안정화하고 전전두피질을 활성화하는 새로운 습관을 뇌에 새겨야 자기 역량을 최대한 발휘할 수 있는데, 이러한 새로운 습관을 만들어 가는 것이 마음 근력 훈련이다. 전전두피질에서도 특히 안쪽에 있는 내측 전전두피질은 편도체를 안정화해 감정을 조절하고 나아가 회복탄력성을 발휘하는 데에도 핵심적인 역할을 담당한다.

　여러 관련 연구가 전전두피질과 편도체 사이의 기능적 연결성이 강한 사람일수록 감정을 잘 조절한다는 사실을 밝혀내고 있으며 특히 내측 전전두피질의 활성도가 높고 편도체와의 기능적 연결성이 강할수록 감정을 조절하는 능력이 더 뛰어난 것으로 나타났다.

　마음 근력은 체계적인 노력과 반복적인 훈련을 통해 향상할 수 있다. 마치 운동을 통해 몸의 근육을 단련할 수 있는 것과 마찬가지다. 마음 근력도 몸의 근육처럼 어느 정도는 선천적으로 타고난다. 타고난 마음 근력이 강한 사람도 있고 허약한 사람도 있다. 그러나 몸의 근육처럼 후천적인 습관과 노력이 훨씬 더 중요하다.

　우리는 마음 근력을 단련하는 것을 마음 수련, 기도, 명상, 요가, 독서, 기공 등 다양한 방법으로 할 수 있다. 이러한 정신 수양은 곧 질병을 예방하고 건강한 삶을 살 수 있는 삶의 질을 높여준다.

# 자연치유를 위한 신체의 단련과 섭생

흘러가는 물은 썩지 않으며 늘 여닫는 문지도리에는 좀이 나지 않듯이 사람도 항상 자기 몸을 단련해야 건강하게 살 수 있다는 양생법을 가르치고 있다.

『동의보감』 내경편에 "시력을 보양하는 자는 자주 눈을 감아야 하며, 청력을 보양하는 자는 언제나 많이 들어야 하며, 팔힘을 기르는 자는 항상 굴신(屈伸)하여야 하며, 다리 힘을 기르는 자는 항상 걸어 다녀야 한다. …아무리 매일 같이 음식을 먹으나…이 수단을 알지 못하면 역시 장수하기는 곤란하다"라고 하였다. 이것은 질병을 예방하는 데 신체 단련이 매우 중요하다는 것을 강조하고 있다.

동시에 적당한 노동은 인체에 유효하다고 함으로써 노동이 건강 유지에 주는 역할에 대해서도 언급하고 있다. 농업이 주를 이루고 있던 농경사회에서 여성들은 늘 밭일과 집안일을 해야 했다. 이러한 노동은 여성들에게 출산이 쉽고 노동으로 신체를 단련할 수 있는 조건을 마련해 주었다.

오늘날 여성들은 임신도 어렵고 출산도 쉽지 않아 외과적 제왕절개 수술로 출산한다. 임신이 어려운 이유로 현대식 건축물도 한몫하고 있다. 옛날 집들은 아궁이에 불을 때서 밥을 하는 재래식 부엌이었다. 앉아서 불을 때게 되고 주로 여성들이 하는 일이었다. 이때 아궁이의 불은 여성의 자궁을 따뜻하게 데워주고 냉증을 없애고 혈액 순환이 잘 되게 해준다. 임신 후에도 자궁 속의 태아는 따뜻한 온기를 받으며 엄마의 혈액을 통해 충분한 영양공급을 받으며 따뜻한 자궁 속에서 잘 성장할 수 있었다. 또한 하루에도 몇 번씩 무릎을 굽혀 앉았다 일어나는 것은 골반에도 영향을 미치게 되어 출산 시 충분히 골반이 열리면서 출산에 어려움을 겪지 않게 된다.

실제로 불임 환자들을 보면 병원에서 호르몬 이상도 없고 모두 정상이라는데 임신이 안된다고 호소한다. 이런 불임 환자들에게 자궁을 따뜻하게 해주는 온열치료를 해주면서 혈을 보해주는 한약을 쓰면 거의 다 임신하게 된다.

요즘 불임 환자들을 위한 체외수정 후 자궁에 착상시키는 시술이 발전하면서 많은 불임 여성들이 체외수정으로 임신을 시도한다. 그런데 자궁에 착상시킨 수정된 배아가 3개월 전에 유산되는 경우가 많다. 모두 자궁 내에서 영양공급을 받지 못하기 때문이다. 그럼에도 자궁을 온전히 회복시키지도 않고 다시 체외수정을 하여 착상시킨다. 이렇게 몇 차례의 유산을 반복한 후에야 한의원에 찾아온다.

3개월 정도의 치료를 받고 나면 임신 확률은 훨씬 높아진다. 체외수정을 하지 않더라도 자연임신 확률도 높아질 뿐만 아니라 유산될 확률은 훨씬 낮아진다.

임신 성공률은 여성의 연령, 호르몬 상태, 남자의 정자 질에 의해 영향을 받지만, 그보다 더 중요한 것은 자궁 내 환경이라는 것을 명심해야 한다.

전통 한의학의 양생법의 하나인 기공 요법은 비단 체력을 단련시켜 질병을 예방할 뿐만 아니라 기공 단련을 거쳐서 일부 완고한 만성질환 즉 신경쇠약증, 소화 궤양 등의 치료에도 효과가 있다는 것이 알려졌다.

이것들은 옛사람들이 오랜 관찰과 실천 활동에서 검증된 '사람과 천지는 서로 상응한다', '건전한 체력에 건전한 정신이 깃든다'라고 한 정체 관념의 사상에서 나온 체력 증강, 질병 예방, 수명 연장의 다양한 방법이다.

　사람들의 일상생활은 언제나 자연환경과 밀접한 관계가 있으며, 자연 인자들을 인체에 유리하게 이용하고 있다. 섭생에 있어 음식에서나 기거에서나 항상 절도 있어야 한다. 점점 늘어나는 현대인의 병은 모두 자연과 멀어지는 현상에서 비롯된 것이라 할 수 있다.

# 음·양 오행

5천 년의 역사를 가진 동양의학은 현대의학의 이론체계와는 다른 고유한 이론체계를 가지고 발전하여 왔다. 이러한 이론체계의 기본이 되는 것이 음양오행설이다.

음양오행설은 고대와 중세에 동방의 여러 나라들에서 유행하고 있던 철학 사조의 하나이며, 음양오행 학설은 사물과 현상에 대한 고대의 소박한 유물론적인 관점이다.

음양오행 학설은 옛사람들이 자연계의 현상을 관찰하고 분석하는 사상 방법 범주에 속하는 것으로, 사람도 자연계 사물의 하나로서 자연계에 있는 여러 가지 현상을 인체에 유사하게 비교하여 생각하게 되었다. 이로부터 음양오행 이론을 의학에 적용하게 되었고, 동양의학의 해부, 생리, 병리, 임상 및 약물학 등 모든 부분에서 기본을 이루고 있다. 물론 음양오행의 이론으로 인체에서 일어나는 모든 현상을 완전히 과학적으로 설명할 수는 없으나 음양오행은 동양의학에서 기본을 이루고 있으므로 먼저 음양오행의 이론을 잘 알아야 질병의 발생 원인과 치료 원칙에 대하여 알 수 있다.

# 음·양의 개념

자연계의 여러 가지 현상을 관찰할 때 거기에는 대립하는 두 개의 측면 또는 상대적인 속성을 가진 두 개의 측면이 있다. 이것은 일반적인 현상으로 이러한 대립하는 또는 상대적인 속성을 가진 두 개 측면에 대하여 그의 한 측면을 음이라 불렀고 다른 한 측면을 양이라 불렀다.

우리들은 산과 언덕에서 해가 비치는 측을 양지(陽地)라 하며 그의 반대 측을 음지(陰地)라 한다. 이 양지와 음지를 더 분석하여 보면, 일반적으로 양지는 덥고(溫) 음지는 더 차며(涼) 양지는 밝고(明) 음지는 더 어두우며(暗) 양지는 해가 잘 비치고 음지는 해가 잘 비치지 않으며 그늘이 생긴다.

이렇게 모든 사물과 현상에는 일반적으로 상반되고 대립하는 속성을 가진 두 개의 측면이 있다.

**음(陰):** 음지, 어두운 것, 찬 것, 지구, 밤, 음전기, 억제, 미(味), 가라앉는 것, 느린 속도, 침체성인 것, 우울한 것, 내측 면, 아래, 하강, 유형적인 것, 실질적인 것, 유연하거나 유약한 것, 소극적인 것, 쇠퇴해 가거나 사멸해 가는 것, 무력한 것

**양(陽):** 양지, 밝은 것, 더운 것, 하늘, 낮, 양전기, 흥분, 기(氣), 뜨는 것, 빠른 속도, 활동적인 것, 명랑한 것, 외측 면, 위, 상승, 무형적인 것, 기능적인 것, 굳었거나 강인한 것, 적극적인 것, 왕성해 가거나 생기발랄한 것, 유력한 것

이처럼 음·양이란 것은 일체 사물과 현상 중에서 대립하는 또는 상대적인 속성을 가진 두 측면을 각각 음과 양이라는 말로 일반적으로 표현한 것이라고 말할 수 있다.

음과 양이라는 두 개의 측면이 사물과 현상에 보편적으로 존재한다는 것은 사물과 현상이 존재하는 데 있어서 모순으로 된다. 그 때문에 사물은 이러한 모순에 의하여 발생 발전 변화한다. 이것은 음·양 이론의 기본 원리를 설명하는 것인데 근거는 다음과 같은 내용으로도 충분히 이해할 수 있다.

『소문』에서 음·양이라고 하는 것은 자연계의 원리이며, 모든 사물이 존재하는 데 있어서 반드시 지켜야 하는 위반할 수 없는 규율이며, 사물이 발생 변화하고 사멸하는 것이 모두 이 원리에 의하여 진행된다.

만물이 변화하여 그 현상을 나타내는 거대한 힘이 음·양에 있다.

사람도 자연계에 살고 있는 만큼 인체도 이 원리에 순응해야 하며, 질병의 치료도 반드시 그의 기본이 되는 음양의 원리에서 찾아야 한다고 말하고 있다.

음·양은 부단히 변화하기 때문에 생성되는 물질도 있고, 한쪽으로 사멸(死滅)하는 물질도 있다. 그 때문에 음·양은 어느 하나의 고정적인 사물과 현상을 의미하는 것이 아니다. 음·양은 조건과 장소 및 시간에 따라 각각 다르게 될 뿐만 아니라 반드시 사물과 현상에서 두 개의 측면을 비교할 때만 논의 가능하게 된다.

# 음·양의 상대적 또는 대립적 속성과
그의 상호의존성 및 통일성

음·양은 모든 사물과 현상 중에서 대립 또는 상대적인 속성을 가진 두 개의 측면을 가진다. 우리는 응당 사물과 현상의 어떤 측면이 양이 되고 어떤 측면이 음으로 되는가를 판단할 줄 알아야 한다.

더욱이 복잡하고 다양한 질병과 거기에서 나타나는 여러 가지 증상들을 보고 그것들을 음과 양의 두 가지로 구분할 줄 모르면 한의학의 이론을 심오하게 연구할 수 없게 된다.

음·양의 상대적인 속성은 다음과 같은 이치에 기초하여 다른 여러 가지 현상을 추리하는 것이 필요하다. 즉 여러 가지 사물과 현상 중에서 양의 속성인 눈으로 잘 볼 수 없는 무형적으로 맑고 가벼운(輕) 물질을 이루는 기(氣)는 상승하여서 모여 대기층(天)을 구성하고, 음의 속성인 탁하고 무거운(濁重) 유형적인 물질을 이루는 기는 하강하여서 모여 땅(地)을 형성한다.

음의 속성은 상대적으로 변동이 적고 조용하며, 양의 속성은 변동이 크고 동적 상태에 있다. 양이 조화되면 물질을 발생시키고, 음이 조화되면 동식물을 성장 발육하게 한다. 그러나 양이 과도하고 지나치게 항진될 때는 물질을 마르게 하고 물질이 불에 타듯이 사물을 타게 하며(焦枯), 반면에 음이 과도하고 지나치게 항진되면 물질을 고폐(固閉)한다. 그러므로 양은 기화(氣化) 또는 생화(生化) 작용을 하며, 음은 물질의 형체를 이루게 된다.

양의 속성은 형체를 잘 볼 수 없는 것이라면, 그에 대비하여 음의 속성은 형체를 잘 볼 수 있다. 무형적인 것은 양의 속성이고 유형적인 것은 음의 속성이며 인체에서 기능적 측면은 양이고 그와 대비하여 형태적인 측면은 음의 속성이 된다. 또한 양의 속성은 맑고 가볍고 상승하는 성질을 가지며 음의 속성은 그와 반대로 탁하고 무겁고 하강하는 속성을 가진다.

인체에서는 양의 속성인 맑고 가볍고 상승하는 성질을 가지는 물질을 이루는 기(氣)는 일반적으로 상승하여 탄산가스, 열, 땀, 눈물 등으로 되어 몸의 상부 또는 피부로부터 발산 또는 배출되나, 음의 성질을 가지는 탁하고 무거운 물질들은 몸 하부로 하강하여 대소변으로 되어 이음(二陰)으로 배출된다.

양이 강해지면 인체 기능을 상승 또는 항진시키고, 음이 강해지면 인체 기능을 하강 또는 억제 시키는 결과를 나타낸다. 그 때문에 한의학에서 양증은 인체 방어 기능이 항진되어 병인에 대하여 인체가 적극적으로 저항하는 결과 나타나는 여러 가지 증후들이 속하게 되며, 음증은 인체의 방어 기능이 약화하고 억제되어 침체 상태에 이르는 여러 가지 증후가 속하게 된다.

여러 가지 사물과 현상 중에서 변동이 크고 동적인 상태에 있는 것이 양의 속성이고, 상대적으로 변동이 적고 안정한 상태에 있는 것은 음의 속성이다.

임상에서 신음하고 헛소리하며 조용히 누워 있지 못하고 번조(煩燥)가 있는 것은 양에 속하는 증상이고, 반면에 말이 적고 말하기 싫어하고 조용히 침대에 누워 있는 것은 음에 속하는 증상이다.

또한 해부 생리학적으로 오장은 정기(精氣)를 저장하고 충만하면서도 실(實)하지 않기 때문에 음에 속하는 장기이다. 육부는 음식물을 소화하고 그의 유효성분을 인체의 각 처에 운반하는 기능을 수행하기 때문에 실하면서도 일정하게 물질을 저장하며 충만하는 일이 없어 양에 속하게 된다. 양은 물질을 변화 발생시키는 작용을 하고, 음은 유형적인 형체를 구성하는 데 중요한 역할을 하는데, 인체에서 음식물이 소화되는 것도 양의 역할에 의한 것이다.

배가 차면 일반적으로 소화장애를 일으키고 위에서 음양이 잘 조화될 때는 소화가 좋은 것이다. 이러한 기능을 수행하는 데서 주요한 것은 열(熱)이다.

한의학에서 열(熱)과 한(寒)의 이론은 특별히 중요한 의의가 있는데, 열은 양의 속성이고 한은 음의 속성이다. 인체에서 열과 한이 잘 조화될 때 건강할 수 있으며, 이것이 어느 한 측면으로 기울어질 때는 질병을 일으키게 된다. 양인 열이 과도할 때는 몸에서 열이 나고 체액이 소모되어 구갈이 생기고, 입안이 건조해지며 마른 설태가 관찰된다. 열이 지나치게 과도할 때는 혀가 타는 듯하고, 더 심할 때는 암갈색으로 된다. 그러나 음인 한이 과도할 때는 몸이 차고 입안은 습윤하며 몸에서 수분을 적게 소모할 뿐만 아니라 땀 등으로 수분을 적게 배출하여 소변량이 증가하게 된다. 음이 지나치게 과도하면 인체의 여러 가지 기능이 억제된다.

음·양의 상호관계에 따라 병색을 관찰할 때, 생기 있고 윤택하며 명료할 때는 양에 속하는데, 일반적으로 정기가 충실하다는 것을 알 수 있고, 질병 과정의 좋은 결과를 의미한다. 그러나 윤택하지 못하고 풀이 마를 때와 같이 생기가 없고, 어두운색은 음에 속하는 색으로 질병이 악화 또는 좋지 못한 결과를 의미한다.

음·양은 대립 또는 상대적인 속성을 가지고 있으면서 서로 의존하고 있을 뿐만 아니라 서로 통일되어 있다. 인체에서 체표 부분에 있는 양이 방어 기능을 원만히 함으로써 내부에 있는 음이 영양 기능을 충분히 할 수 있다.

이것은 음이 내부에서 양이 기능 활동을 잘할 수 있도록 지지해 주기 때문에 양이 체표에서 방어 기능을 원만히 할 수 있게 된다. 양인 태양과 기타 자연환경이 있다고 해도 음인 땅이 없으면 어떠한 초목도 생장할 수 없고, 반면에 태양이 없고 땅만 있어도 초목이 성장 발육할 수 없다.

이처럼 음·양은 서로 대립적인 속성을 가지고 있으면서도 매우 밀접한 관계가 있기 때문에, 이러한 상호 관계가 파괴되면 인체에서 여러 가지 질병이 발생하게 되며 음·양의 상호관계가 잘 조화되어야 사람은 건강하게 살 수 있다.


## 음·양은 서로 전환하며 균형을 이룬다

음·양은 고정불변한 것이 아니며 부단히 변화하며 발전한다. 음·양은 시간과 조건, 장소에 따라서 구체적인 두 개 사물을 대비할 때는 각각 다르게 표현 된다.

음·양은 그 사이에 일정한 명확한 한계가 없고 서로 이행하며, 음은 양에 양은 음에 서로 포함되어 있다. 다시 말해서 순수한 음이나 순수한 양은 없다는 것이다.

음·양은 다시 음 중에서 음 중의 양과 음 중의 음으로, 양 중에서 양 중의 양과 양 중의 음으로 구별한다.

자연계에서 낮은 양의 속성이며 밤은 음의 속성이다. 그리고 그들 사이에는 일정하고 명확한 한계가 없고 낮은 밤으로, 밤은 낮으로 서로 이행한다.

낮 중에서도 음이 점차 감소하고 양이 점차 많아지는 사이, 즉 아침부터 낮 12시까지를 양 중의 양이라 하며, 낮 12시부터는 점차 양이 감소하고 음이 증가하는 저녁때까지를 양 중의 음이라고 한다.

저녁때부터 양이 점차 감소하고 음이 점차 증가하는 시기 즉 밤중까지를 음 중의 음이라고 하며 밤중부터 음이 점차 감소하고 양이 점차 증가하며 양이 음을 결정적으로 능가할 수 없는 시기인 아침까지를 음 중의 양이라고 한다.

이와 마찬가지로 1년 중 기후 변화 및 주야의 변화에서 춘분(春分)부터 하지(夏至)까지는 양 중의 양이고, 하지부터 추분(秋分)까지가 양 중의 음이며, 추분부터 동지(冬至)까지는 음 중의 음이고, 동지부터 춘분까지가 음 중의 양이다.

사람은 이러한 기후 변화에 적응해야 하는데, 평소에 양이 강한 사람은 양이 점차 상승하는 춘분부터 하지 사이의 기후 변화에 잘 적응해야 한다. 양(陽)이 평소에 높은 사람은 봄에 양기가 높아지는 때에 건강이 많이 나빠질 수 있다.

또한 표리(表裏)의 이론에서 표(겉)는 양에 속하고, 이(속)는 음에 속하기 때문에 한열(寒熱)의 각각 다른 병적 요인이 침범하였을 때 나타나는 증상이 다르고 치료 방법도 달라진다.

체표에 찬 기운이 작용하여 질병을 일으켰을 때를 양 중의 음, 더운 기운이 작용하여 질병을 일으켰을 때를 양 중의 양, 인체의 내부에 찬 기운이 작용하여 질병을 일으켰을 때를 음 중의 음, 더운 기운이 작용하여 질병을 일으켰을 때를 음 중의 양이라고 볼 수 있다.

음·양의 변화에서 특히 우리가 알아두어야 할 문제는 양이 일정한 한계를 벗어나서 과도하게 될 때는 반드시 음으로 변화하고, 음도 일정한 한계를 벗어나서 과도하게 될 때는 반드시 양으로 변화한다는 것이다.

자연계에서 이러한 현상은 사시절의 차고 더운 기후가 오고 가는 것으로 설명되며, 한의학에서 진열가한(眞熱假寒)과 진한가열(眞寒假熱)로 설명된다. 즉 몸 내부에는 열이 높으나, 외부의 사지가 찬 등의 증후가 나타나게 되기 때문에 이것을 진열가한이라 한다. 주의해야 할 것은 진열가한 때 몸 내부에서 열이 높은 증후보다 사지가 찬 증상들이 뚜렷하게 눈에 뜨이게 나타나기 때문에 여기에서 그의 본질을 모르고 이것을 한증으로 치료하면 안 된다.

음·양은 부단히 변화한다. 그러나 정상적인 조건에서 음·양은 상대적인 균형을 유지하고 있기 때문에 그 어느 측면에도 과도하게 편승(勝)하거나 또는 편쇠할 수 없다.

땅의 물은 외계 온도의 열 영향에 의하여 끊임없이 수중기로 증발되어 상승하며 구름이 되고, 외계 온도의 찬 기운의 영향에 의하여 공중의 수중기가 응결되어 땅에 떨어지는 것이 비가 된다. 이것은 지상에서 음(지상수)이 양(수증기)으로 변화하며, 공중에서는 양(구름)이 음(비)으로 끊임없이 변화하는 것이다. 그런데 이 변화에서 서로 균형이 이루어져야 자연계에서 가뭄이나 장마가 없게 된다. 정상적인 조건에서 음·양은 서로 균형을 유지하기 위하여 어느 한 측면이 일정한 한계를 벗어나서 지나치게 과도하게 되든가 약화하는 것을 서로 제약함으로써 지나친 편승이나 편쇠 현상을 방지하게 된다.

이러한 균형 관계가 파괴될 때 인체에서 질병이 발생하게 된다. 음·양의 균형 파괴는 질병의 발생 기전에서 기본이 된다. 모든 치료는 이음·양의 불균형을 균형상태로 회복시키는 것이 기본 원칙이다.

음·양의 어느 하나가 편승하거나 편쇠할 때 서로 다른 측면에 영향을 주는데 치료에서는 이러한 상호관계를 잘 조절하는 것이 중요하다.

임상에서 많은 출혈을 하거나 심한 구토 설사를 하게 되면 음을 손상하게 되는데, 음의 약화는 양의 기능을 약화시킬 수 있기 때문에 적합한 대책으로 자음(滋陰), 보양(補陽)하는 치료를 동시에 해야 한다.


## 오장육부의
## 음·양 배속

오장은 음에 속하고 육부는 양에 속한다. 몸에서 내측 면, 내부, 복부는 음에 속하고 외측 면, 외부, 배부는 양에 속한다.

그러나 음·양은 장소와 조건에 따라서 각각 다르게 표현되기 때문에 위에서 오장은 음에 속한다고 하였으나 배부와 복부의 장기들을 부위별로 표현할 때에는 배부 즉 횡격막 상부에 있는 심장, 폐장은 양에 속하고, 복부 즉 횡격막 하부에 있는 간장, 비장, 신장은 음에 속하게 된다. 그리고 음·양은 서로 내포되어 있어 여기에서 심장은 양 중의 양에 속하고, 폐장은 양 중의 음에 속하며, 간장은 음 중의 양, 비장, 신장은 음 중의 음에 속하게 된다.

경맥은 오장에 속하는 것이 음경이고, 육부에 속하는 것이 양경이다. 또한 내측은 음이고 외측은 양이라는 원칙에 따라 경맥도 사지의 내측 면을 주행하는 것이 음경이고, 사지의 외측 면을 주행하는 것은 양경이 된다.

모든 질병 과정이 아무리 복잡하고 다양하다 하더라도 그것을 종합 분석하면 모든 질병은 음·양의 불균형으로 기인하여 발생한다는 것을 알 수 있다.

음기가 과도하면 양기를 침범하여 양기를 손상시키게 되고, 이 과정을 양병이라고 한다. 이때 나타나는 증후는 한적 증후이며, 증상은 일반적으로 몸이 차고 오한이 있으며 더운 것을 좋아하게 되며, 이불을 덮으려고 하고, 더운 음식을 찾게 된다. 열이 없기 때문에 갈증은 없고, 구강 내는 습윤하며 음식이 잘 소화되지 않을 수 있고, 대변이 무르든가 혹은 설사하는 등의 증상들이 나타나게 된다.

양기가 과도하면 음기를 침범하여 음을 손상시키는 과정이 발생하는데, 이러한 과정을 음병이라 한다. 이때 나타나는 증상에서 중요한 것은 열적 증후이며, 대체로 몸에 열감이 있고 얼굴에 홍조가 나타나며 구갈이 있고, 구강 내가 건조하여 찬 것을 좋아하게 된다. 즉 몸이 더우므로 이불을 덮으려고 하지 않고 음식도 찬 음식을 좋아하게 된다. 속에는 열이 있기 때문에 번민, 섬어 등의 증상과 위장관 내의 수분이 소모되어 굳은 변을 보거나 변비가 있게 된다.

이처럼 음양의 편승으로 발생하는 질병의 치료는 균형을 회복시키기 위해 편승된 측면을 사(瀉)하는 원칙에서 치료한다. 양이 편승했을 경우 한량성(寒涼性) 약물을 써서 편승된 열을 내려야 하며, 음이 편승했을 때는 온열성(溫熱性) 약물을 써서 편승된 한을 소실시켜야 한다.

음·양이 어느 한 측면이 편쇠하였을 때도 음·양의 균형이 파괴되어 질병이 발생하는데, 이때의 병리 과정은 음·양이 편승하여 질병이 발생하였을 때와는 그 기전이 전혀 다르고 나타나는 증후도 다르다. 양이 허하면 마치 음이 항진된 것과 같은 증상이 나타나는데, 몸이 춥고 떨리게 된다. 정상상태에서 체표 면은 상초로부터 양기를 받는데 이 양기가 체표 면 피부 및 분육 사이를 따뜻하게 하므로 인체에서 춥고 더운 것이 잘 조절이 된다. 양기가 약화하면 찬 기운이 체표 면에 침입하여 머물게 되어 사지가 차고 오한과 전율이 있고 자한과 안면 창백 등의 증상들이 나타나게 된다.

이와 반대로 음이 허할 때에는 비위의 운화 기능이 손상되어 상초 및 하초가 잘 통하지 못하게 된다. 그러면 위기(胃氣)는 중초에 울체되며 열적 현상이 발생하여 가슴이 번조하고 보통 조열, 안면홍조, 구순 건조, 두통, 수면장애 등이 있으면서 일반적으로 구갈이 없는 것이 특징이다. 음이 편쇠하였을 때에는 마치 양이 항진된 것과 같은 증상이 발생하는데, 이때의 열적 증상을 허열(虛熱) 또는 허화(虛火)라고 한다.

이처럼 발생 기전에 따라 모든 열적 현상이 다른데, 다 같이 열을 소실시키는 청열(淸熱) 하는 방법을 쓰면 안 된다.

음이 편쇠하였을 때는 보혈보음(補血補陰), 양이 편쇠하였을 때는 보기보양(補氣補陽)의 원칙에서 음양의 균형이 회복될 수 있게 치료해야 한다. 변증을 잘 못하여 음이 편쇠하였는데 양이 항진되는 것과 같은 허열 증상이 있다고 하여 양을 사하거나, 양이 편쇠하였는데 음이 항진된 것과 같은 증상이 있다고 하여 음을 사하면 결국 음양이 다 같이 손상되는데 이것을 음양구허(陰陽俱虛)라고 한다.

음양이 편승하였을 때 편승한 상대측은 소모되어 약화될 수 있다.

이때 인체의 정기가 아직 허하지 않았기 때문에 편승한 것만 치료하면 약화한 것은 스스로 회복될 가능성이 있으므로 약화한 것을 특별히 치료하지 않아도 된다.

음양이 편쇠되었을 때는 음에서 정기가 약화되었기 때문에 이것을 먼저 강화하지 않고서는 인체의 모든 기능이 잘 회복될 수 없고, 병인도 효과적으로 제거할 수 없게 된다. 따라서 인체에서 음·양의 편승·편쇠를 일으키지 않도록 일상생활에서 늘 신경 써야 한다. 찬 음식을 먹을 때에는 그 찬 기운이 몸에 들어가서 양기를 소모하여 몸의 편승을 일으켜 상대적 균형이 실조되어 곧 질병이 발생하기 때문에 체내 음·양의 조화에 맞게 섭생하는 것이 매우 중요하다.


## 오행의
## 기본 원리와 내용

고대인은 자연계를 구성하고 있는 여러 가지 물질을 종합 분석하고 자연계에는 오행이라고 하는 다섯 가지의 기본 물질로 구성되어 있다고 생각하였다.

오행이라고 하는 것은 목(木), 화(火), 토(土), 금(金), 수(水)의 다섯 가지를 말하는데 이것의 하나를 행(行)이라고 부른다. 오행을 일명 오운(五運)이라고 하는데 '행'이나 '운'은 다 같이 고정불변한 것이 아니라 움직인다는 것을 의미하는 말이다. 오행의 다섯 가지 물질은 각각 다른 속성들을 가지고 있다.

**목**: 부드럽고 잘 소통되어 있고 곧추 뻗어나가는 성질을 가지며 동요(動)하는
성질이 있는 물질

**화**: 뜨겁고 작열하고 연소하며 그 기운이 위로 올라가는 성질을 가지는 물질

**토**: 자양하고 성질이 온후하며 변동이 적은 성질을 가지는 물질

**금**: 아름답고 차고 굳으며 두드리면 소리가 잘 나고 불을 두려워하며 불에
의하여 용해될 수 있는 성질을 가진 물질

**수**: 차고 습윤하며 높은 데로부터 낮은 데로 흐르는 성질을 가진 물질

이상에서 오행의 다섯 가지 물질은 서로 각각 다른 성질을 가지고
있다는 것을 쉽게 이해할 수 있다. 오행 사이에는 서로 조장(長), 자생
(生)시키는 상호관계가 있으며, 서로 제약하며 타승하는 상호관계를 발
생시킨다.

『동의보감』 오행생극순역(五行生克順逆)에서는 강한 것은 약한 것을
공격할 수 있는데 토(흙과 같은 것)는 목(나무와 같은 것)에 의하여 뚫어
지고(達), 실(實)한 것은 허(虛)한 것을 타승할 수 있는데 수(물과 같은
것)는 토에 의하여 막히며(絶), 음은 양을 소멸시킬 수 있는데 화(불과
같은 것)는 수에 의하여 꺼지고, 격렬한 것은 굳은 것을 타승할 수 있
는데 금(철과 같은 것은 화에 의하여 용해되고, 굳은 것은 유연한 것을 제약할
수 있는데 목은 금에 의하여 베어진다(伐)고 하였다.

예를 들어, 수는 화를 제약하며 동시에 목을 자양하는 성질을 가진
다. 이것을 비유해서 말한다면 불은 물에 의하여 꺼지는 것이고 나무
는 수분이 없이 성장할 수 없다는 것과 같은 것으로 된다.

수와 화, 수와 목 사이에 있는 상호연관성을 말하는 것인데 이러한
견해가 점차 발전하여 나중에는 모든 사물과 현상에 내재하는 상호발

생을 조장시키고 상호 제약하는 복잡한 연계 관계를 설명하는 데 오행의 이론을 이용하게 되었다.

인체에서도 각 장기 계통 및 기능들이 생리 병리적으로 서로 밀접한 연관성을 가지고 있다. 한의학에서는 이러한 인체에서의 상호 제약하고 상호 발생, 조장시키는 연계 관계를 오행의 이론을 적용하여 설명하게 되었으며 나아가서는 질병의 발생, 발전, 경과 및 치료에서 그들 사이의 상호 연계를 설명하는 데 오행의 이론을 적용하였다.

오행의 이론에서 우리가 주요하게 알아야 할 것은 오행의 상생, 상극, 제화와 상승, 상모의 상호관계를 잘 아는 문제이다.

# 오행의
# 상생과 상극, 제화

상생이라 하는 것은 사물과 현상에서 상호 조장(長) 자생(生)시키며 상호 의존하는 관계를 말한다.

상생에는 금생수(金生水), 수생목(水生木), 목생화(木生火), 화생토(火生土), 토생금(土生金)의 다섯 가지가 있다. 상생의 이 다섯 가지의 관계에 각기 아생자(我生子)와 생아자(生我子)의 모자 관계가 있는데, 아생자라는 것은 내가 낳은 자라는 뜻이며, 생아자는 나를 낳은 자라는 뜻이다.

금을 예로 들면 금의 아생자는 금생수에서 수를 말하는 것이며, 생아자는 토생금에서 토를 말하는 것이다. 여기에서 상생의 사물을 발생 조장시킨다는 것을 비유해서 말하면 화생토라고 할 때 이것은 화가 있어야 토를 발생한다는 뜻이며, 이것이 마치 초목에 불이 붙으면 후에 재가 남고, 이 재가 흙으로 된다는 것과 같은 것으로 된다. 그리고 화는 토를 발생 조장시키기 때문에 화를 모(母)로, 토를 자(子)로 하여 그들 사이의 상호관계를 어머니와 아들과의 관계 즉 모자의 관계로 설명하였다. 이러한 관계는 인체에서 생리 병리적 현상을 설명하는 데 중요하게 이용된다.

상극이라고 하는 것은 오행 상호 간에 제약하며 타승하든가, 극복하는 관계를 말한다. 상극에는 금극목(金克木), 목극토(木克土), 토극수(土克水), 수극화(水克火), 화극금(火克金)의 다섯 가지가 있다.

여기에서도 역시 아극자(我克子) 및 극아자(克我子) 또는 소승(所勝) 및 소불승(所不勝)의 상호관계가 있다. 아극자라 하는 것은 내가 제약하는 자라는 뜻이고, 극아자는 나를 제약하는 자라는 뜻이며, 소승은 타승한다는 뜻이고 소불승은 타승하지 못한다는 뜻이다. 목을 예로 들면 목의 아극자는 목극도에서 토를 말하고 극아자는 금극목에서 금을 말하며, 이와 마찬가지로 여기에서 목의 소승은 토이고 소불승은 금으로 된다. 상극에서 사물의 상호 제약하고 타승하는 연계 관계를 비유하여 설명하면, 수극화에서 화의 속성을 가진 사물과 현상은 수의 속성을 가진 사물과 현상에 의하여 제약되고 극복된다는 것과 같은 것이다. 말하자면 불이 붙을 때 물을 끼얹으면 불이 꺼지는 것과 같은 것을 말한다. 이상에서 상생과 상극은 그 어느 것도 단독으로 고립하여 존재할 수는 없으며 다 같이 존재함으로써 음·양의 상대적 균형을 유지할 수 있게 된다.

여기에 대하여 중국 의학자 장경악은 사물이 발생 변화하는 데는 서로 상생하지 않을 수 없으며 또 제약하는 것이 없을 수 없다. 그것은 상생이 없으면 발생 발육할 근원이 없고 제약하는 것이 없다면 지나치게 왕성하고 항진되어 도리어 해로울 것이 되므로, 반드시 상생 중에 제약이 있고 제약 중에 상생이 있어야 비로소 사물이 부단히 운동 변화할 수 있으며 서로 상반되면서 다른 측면으로는 서로 발생 조장시킬 수 있다고 말하였다. 오행의 상생과 상극이 구체적으로 적용되는 것의 실례를 들어보자.

토생금의 토는 위(胃)나 비장(여기에서 비장은 소화 및 영양물질 등을 운반하는 기능을 말한다)을 대표하고 금은 폐와 대장을 말한다. 그런데 토가 금을 생한다고 하는 것은 비나 위가 튼튼해서 영양물질을 전신에 잘 공급해야 폐가 건전할 수 있다는 것이다. 이로부터 폐병에 비나 위의 기능을 강화하여 영양상태를 좋게 함으로써 폐병의 치료하는 것을 일반적인 원칙으로 하고 있다.

오행에서 목은 간이나 담을 대표하는데 상극에서 목극토라고 할 때 목에 병변이 있으면 이것은 앞으로 토의 기능 장애를 일으킬 수 있다는 것으로 된다. 그러므로 간 담에 병변이 있을 때는 토에 속하는 비나 위의 기능 장애를 일으킬 수 있다는 것을 오랜 경험으로 알고 있기 때문에, 간과 담에 병이 들었을 때는 비와 위에 병변이 없더라도 미리부터 비와 위의 기능을 보호하며 강화하는 약물을 동시에 써서 간과 담의 병변이 비와 위에 파급되지 않도록 하면서 간과 담의 병을 치료하는 것을 원칙으로 한다. 이런 원칙은 합병증을 예방하는 데 있어서 큰 의의가 있다.

제화는 사물의 상호관계에서 상생과 상극 관계가 동시에 존재하는 것을 설명하는 것인데, 제화의 제(制)는 제약한다는 뜻이며 화(化)는 생화(生化) 즉 발생 변화한다는 뜻이다. 다시 말해서 제화는 오행의 제약하는 가운데는 발생 변화하는 것이 있고, 발생 변화하는 가운데는 제약하는 관계가 있다는 것을 설명하는 것이다. 상생과 상극이 단순한 사물과 현상의 상호관계를 설명한다고 하면 제화는 더 복잡한 연계를 설명하는 것으로 된다.

이 외에도 오행의 상승, 상모, 자모, 상급의 관계가 있는데 상승, 상모는 오행 사이, 상극 관계의 변화로서 상극 차례와 일치하는 것은 상승이고, 상극 차례와 반대되는 것은 상모이다. 상승, 상모가 생기는 원인은 오행 중 어느 하나가 태과나 불급이 생기는 데서 온다. 즉 질병을 일으키는 원인을 설명하게 되는 내용이다. 어느 하나가 태과하면

극 하던 행을 더 세게 극 하게 되고 극 하던 행이 도리어 극을 받게 된다. 어느 하나가 불급하면 극 하던 것이 극을 받게 되고 극 받던 것이 극을 더 세게 받게 된다.

음·양은 사물과 현상에서 모순관계를 설명하며 오행은 사물과 현상에서 상호 제약하며 상호 의존하는 연관성을 설명한다. 따라서 음·양과 오행은 서로 분리되어 있는 것이 아니라 서로 통일되어 있다.

한의학에서 복잡한 생리 병리적 현상을 음양이나 오행 하나만으로써 설명할 수 없다. 그 때문에 음양오행의 이론에 의하여 이것을 전면적으로 설명하고 있는데, 예를 들어 비와 폐가 다 같이 허하여 발생한 해소 등의 기전을 토불생금으로 설명하며 그의 치료는 발생 기전에 따라 보토생금(補土生金)의 원칙에서 치료한다. 종국적으로는 어떠한 병리 과정을 막론하고 모두 음증, 양증의 어느 하나의 범주에 속하게 되며, 치료 방법도 음증, 양증의 어느 것인가에 따라서 적용되는 약물과 치료 방법이 달라진다. 음양오행의 이론을 서로 밀접하게 잘 응용한다면 질병을 미리 예방하고 혹 질병에 걸리더라도 인체의 균형을 빨리 회복할 수 있는 자연치유력을 높일 수 있다.

# 4

# 경락과 경혈

우리의 몸은 소우주다. 소우주인 우리 인체는 대우주인 자연에 순응하면서 살아야 한다. 낮과 밤, 주변 환경과 계절의 변화에 맞게 적응하는 것은 인체가 건강하게 천수를 누릴 수 있는 기본 조건이라 할 수 있다.

우주의 모든 천체가 일정한 궤도를 벗어나지 않고 규칙적인 순환을 하듯이 소우주인 인체에도 일정한 궤도를 따르는 경락이 있다. 그리고 경락에는 우주 정거장과 같은 경혈이 있다. 1년이 365일이듯 인체에도 365개의 경혈이 있다.

경락 학설은 침구학의 기본이론이며 한의학 이론의 중요한 부분의 하나이다.

경락에 대한 이론은 동양의학의 해부, 병리, 생리, 진단, 치료 등에 모두 밀접한 관계가 있으며 침구학 연구에서 매우 중요하다.

경락 학설의 형성은 옛사람들이 오랜 기간 임상 실천 과정을 통하여 침을 놓거나 혹은 뜸을 뜰 때에 나타나는 저리고 아픈 감각이 방산 또는 전달되는 것과 치료 증후의 연관 등을 관찰하고 이론을 정립하여 체계화하였다.

한의학의 고전인, 지금으로부터 4,690여 년 전의 황제내경(2674 B.C)은 천지의 법도와 음·양의 도 및 인간과의 관계를 논한 책으로 인간의 질병은 음·양 두 세력 간의 불균형인데 이것을 균형화하는 것이 치료라고 하였다.

경락은 장부 기혈의 운행 통로이며 인체 육기의 항상성을 유지하는 생리 체계이다. 그 유주와 분포에 근거하여 경맥과 락맥으로 구분된다.

경맥은 기혈이 직행하는 간선으로 비교적 심층에 분포되어 있고, 락맥은 경맥의 분지로 기혈의 운행이 간선에서 분리되어 횡행하는 경맥의 분지로 체표에 산포한다. 따라서 경락은 인체를 그물망처럼 연락하여 전신 기혈의 운행과 분포를 인식하는 좌표가 된다. 간단히 말하면 경락은 기혈을 순환하는 연락 통로로서 인체의 내외로 순환하고 상하로 관통되어 있으며, 오장육부, 사지 백절과 모두 연계되어 유기체의 생리적인 기능을 수행하고 있다. 특히 인체에 있어서 병변이 발생할 때는 해당한 경락 계통에 증후가 반영된다.

이러한 경락은 경맥과 낙맥의 총칭으로서 12 경맥, 12 경별, 12 경근, 기경 8맥, 15 별락과 손락을 포괄하고 있는데, 경은 '작은 길'을 의미하며 간선으로서 곧게 가는 통로, '락'은 간선에서 갈라진 지선으로서 그물과 같이 간선 사이를 서로 연락한다.

서양의학에서는 눈에 보이는 실체만을 인정하고 그것만이 과학, 의학의 범주에 속한다고 본다. 서양의학에서는 특정 장기에 질병이 발생했으면 그 장기에만 약물 처방을 할 수 있다. 한의학은 눈에 보이지 않는 경락과 기의 흐름을 체계화하였고 그 이론에 따라 치료한다.

경락은 기혈을 운행하고 신체를 자양하는 작용을 한다. 인체 기혈의 원천은 음식물 중의 영양물질이 변화해서 생성된 것이며 이를 '수곡의 정미로운 물질' 또는 '곡기'라고 하며 경락을 통과하여 전신에 분포된다. 또한 경락은 인체의 이상을 반영하는 작용을 한다.

인체에 어떤 발병인자가 침습하여 장부의 정상 기능이 손상되어 질병이 발생한 경우, 경락은 생체의 각 부분과 특수한 관계를 맺고 있으므로 경락이 연결된 체표의 유관 부위를 살펴서 눌러보면 압통점(과민점)을 발견할 수 있다. 이러한 체표의 반응점은 질병을 진단하는 데 참고가 될 뿐 아니라 침을 놓는 혈 자리가 될 수 있다. 예컨대 충수염 환자에게는 일반적으로 상거허혈(대장의 하합혈) 부근에 특이한 감각이 나타나는데 이를 충수점이라 칭하며, 또한 담낭염 환자는 양릉천혈의 하면을 누르면 압통 등의 과민반응을 나타내는데 이 부위가 바로 담의 경맥이 순행하는 경로이다.

이처럼 경락이 인체의 각부에 분포되어 있어 질병이 내장에서 발생하더라도 그 경맥에 속하는 부위에 각종의 증상 및 징후가 나타나게 된다.

내장의 질병이 때로는 두부 안면의 오관 등 부위에도 반응이 나타나는데, 폐기가 옹조(壅阻) 하면 코가 막혀 통하지 않으며, 심화가 상염(上炎)하면 설부(舌部)가 빨갛게 되면서 아프고, 간화가 승승(昇勝) 하면 두 눈이 빨갛게 되며, 신기가 허함(虛陷) 하면 귀가 들리지 않게 되는 것 등도 경락의 통과(通過) 연계(聯係)에 기인하는 것이다.

경락은 침습 병부나 침구 자극 등을 전도하는 작용을 한다. 경락은 병부의 침습에 대하여 전도 작용을 하는데, 체표에 침습한 병사는 경락을 통하여 내장으로 전입되고, 내장 간의 경락의 관계에 의하여 병사는 하나의 내장에서 다른 내장으로 전입하게 된다.

자침 치료와 경락의 전도 작용과의 관계는 구체적으로 경락이 순행하고 있는 경로상에서 상응한 혈위를 선정하여 치료를 진행하게 된다. 예컨대 합곡을 취혈하여 치통을 치료하고, 내관을 취혈하여 위완통을 치료하며, 두부 염좌에는 후계, 중저 등 혈을 취하고, 장위의 질환에는 족삼리, 상거허 등혈을 취하는 방법은 임상에서 모두 좋은 치료 효과가 있다. 이러한 치료 효과를 얻을 수 있는 것도 경락의 전도 기능과 불가분의 관계가 있기 때문이다.

# 5

## 봉한학설

〰〰〰〰〰〰〰〰〰〰〰〰〰〰〰〰〰〰〰〰〰〰〰〰〰〰〰〰〰〰〰〰〰〰〰

한때 경락의 실체가 있느냐, 없느냐 하는 논쟁도 있었지만, 북한의 김봉한 박사에 의해 경락, 기의 실체가 밝혀졌고, 서울대학교 한의학 물리연구실에서 소광섭 교수팀에 의해 '봉한학설'이 입증되었다.

김봉한은 1916년 서울의 약종상 집안에서 태어나 보성고보를 거쳐 1940년 경성제국대학 의학부를 졸업하고 해방 후 서울대학교 의과대학 교수가 됐다. 1950년 6·25 전쟁이 일어나자, 서울을 점령한 북한군을 따라 북한으로 갔고 전쟁 후 평양의대 교수로 재직했다. 그리고 당시 북한에서 진행된 '동의학 과학화 추진'에 힘입어 연구에 심혈을 기울였다. 김봉한은 1961년부터 1965년까지 경혈과 경락의 실체에 관한 다섯 편의 논문을 발표하였다.

① 경락의 실태에 관한 연구(1961.8), ② 경락 계통에 관하여(1963.11), ③ 경락 학설(1965.4), ④ 산알 학설(1964.4), ⑤ 혈구의 봉한·산알·세포 환(1965.10)이다.

이 논문 중에서 처음 세 편은 경혈·경락의 해부학적 실체와 구조를 밝히고 그를 통해 흐르는 액체의 존재와 생화학적 요소를 분석한 내용이다.

첫 번째 논문 〈경락의 실태에 관한 연구〉에서 인체 염색 사진, 수많은 동물실험에 의한 검증, 분포 사진 및 조직표본의 현미경 사진을 첨부하였고 봉한학설의 내용은 대략 다음과 같다.

세계 최초로 새로운 방법을 고안하여 경혈과 경맥의 실체를 발견했으며, 경락과 경혈의 분포 상태는 고전이 가르치고 있는 분포와 대체로 일치하며, 일부의 경혈은 새로운 부위에도 존재한다. 경락은 관(管) 모양의 구조물 다발로 되어있으며, 그 조직학적 및 실험생리학적 성질에 있어서 신경계통, 혈관 및 림프계통과는 명확히 구별된다. 경락의 실체는 이제까지 알려지지 않은 새로운 해부 조직학적 계통을 형성하고 있다. 구조물 다발 관 속의 액체에는 다량의 데옥시리보 핵산(Deoxyribo Nucleic Acid, DNA)뿐만 아니라 아드레날린 같은 고에너지 호르몬 물질도 다량 들어 있으며, 이것은 경락을 통해 생명 에너지인 기가 흐른다고 하는 고전이론과도 합치된다. 즉 경락은 전기를 잘 통하는 전도체였고, 또한 그 속에는 고에너지 액체가 흐르고 있었다.

고전이론에서 경락은 장기와 체표를 연결하는 통로이며, 영(營)의 개념은 경락의 내부를 흐르며 신체 각 조직과 기관에 영양물질을 공급하는 기능이고, 위(衛)의 개념은 경락 바깥쪽을 달리며 신체를 방어하는 기능이라 했다. 경락 속의 고에너지 유체가 바로 영이고, 경락 밖을 달리는 전기가 바로 위라고 볼 수 있다.

이러한 조직의 중간중간에는 굵어진 마디 같은 부분이 있으며 이것은 고전이론에서의 경혈 부위와 대체로 일치한다. 또한 이 조직은 혈관과 림프관에도 존재하며, 생체의 모든 조직에 존재하며, 체표에서 발견되는 것과 같은 것이다.

여기에 구조물 다발의 관을 '봉한관', 중간중간에 있는 마디 부분을 '봉한소체', 생체 피부에서 발견되는 것을 '표층 봉한관', 생체 심부에서 발견되는 것을 '심층 봉한관' 그리고 거기에 각각 부속되어 있는 봉한소체를 '표층 봉한소체'와 '심층 봉한소체'로 구분하였다.

봉한 네트워크의 생리적 기능은 봉한관 속을 흐르는 액체에 의해서 행해진다.

김봉한 연구팀은 토끼의 순수한 봉한관을 얻어서 레몬산 사탕 용액에 용해 시킨 다음에 봉한관 벽과 그 핵을 제거하고 봉한액만을 시료로 써서 생화학적 성분분석을 하였다. 생화학적 조성 중에 가장 특기할 만한 것은 히알루론산의 함유량이 매우 높다는 점이며, 토끼의 간장 조직, 혈괴, 계란 등에 비하여 조성 비율이 훨씬 높고 소의 정충과 비슷하게 나왔다. 이 외에 아드레날린과 노르아드레날린 함유량이 많으며, 기타 성호르몬도 함유되어 있다고 한다.

산알 학설은 봉한액 속에 있는 가장 놀라운 성분인 DNA의 공 모양 알갱이로서 이를 '산알(살아 있는 알)'이라 한다. 이것은 지름 1미크론 정도로 내부에는 DNA가 있고 RNA로 구성된 껍질 부위로 둘러싸여 있다. 이 산알은 봉한관을 따라 흘러 다니며, 손상된 조직이나 세포가 있는 곳에 이르면 세포재생을 한다. 다시 말하면 DNA로 구성된 산알이 세포로 화하기도 하고 또는 세포가 자체 사멸 과정에서 산알로 된다는 학설로서, 현재의 정설인 세포핵에 의한 세포 분열을 일부 포함하는 더 큰 규모의 '세포 생성 사멸' 메커니즘이 존재한다는 주장이다.

연구진은 봉한 체계가 가장 근원적인 '순환 체계'이며, 봉한액이 몸 전체를 순환하는데 장기의 세포에서 형성된 산알이 여러 봉한 체계를 거쳐 표층 봉한소체에 이른 후 다시 장기부위로 돌아가는 과정에서 산알은 완전한 세포로 성숙한다고 하였다. 표층 봉한소체는 피부 아래에 있다. 산알이 장기의 세포에서 형성돼 표층 봉한소체에서 받을 수 있는 작용은 광화학적 영향이다. 실험을 통해 햇빛을 받지 못한 상황에서 산알이 제대로 세포로 자라지 못한다는 것을 보여주었는데, 간장 세포에서 얻은 산알을 보통의 조건에서 배양했을 때 산알은 4일경에 104개의 세포로 자라났고, 암실에서는 32개만 형성되었다. 이것은 햇빛이 산알의 성숙 과정에 어떤 핵심적인 역할을 수행할 것임을 알려주는 대목이다.

세계 최초로 경락의 객관적인 실체를 규명한 것으로 경락 연구는 전 세계적 이목을 끌었고 1962년 2월 초 "인민일보", "광명일보" 등 중국의 유력일간지들은 '조선과학자 김봉한 등이 인체 내 경락 계통 발견', '고전에 지금까지 발표된 일이 없는 것' 등으로 대서특필했고, 미얀마, 폴란드, 베트남 등의 사회주의권 국가들은 물론 서방 자본주의 국가들도 높은 관심을 보였다. 특히 프랑스 통신사(Agence France-Presse, AFP)는 1962년 2월 13일 보도를 통해 김봉한 박사의 연구를 '17세기 영국의 혈액 순환 발견자 윌리엄 하베이의 발견과 대등한 것'이라고 평가했다.

김봉한 박사의 종적과 연구는 1967년쯤에 홀연히 자취를 감추자 반박 논문에 대한 재반박이 이뤄지지 않았고, 봉한학설도 자취를 감추게 됐다. 북한 내부의 정치적 배경에 의해 숙청된 것이라는 관측이 지배적이다.

우리나라에도 봉한학설의 중요성을 1970년대부터 이미 간파한 이종수 의사가 있었다. 그의 수많은 임상경험에서 나온 논문의 언급을 보면 "인류는 봉한학설에 의한 암 연구를 하기 전에는 영원히 암 원인의 규명이 불가능할 것으로 사료됩니다."라고 하였다.

그 후 임상 실험연구를 통한 경락 학설, 봉한학설의 근거중심의학을 가지고 침구학은 많은 발전과 성과를 거두었으며 앞으로 한의학은 서양의학과 달리 독특한 의학 체계를 완성해 나가며 K-의학으로 전 세계에 널리 알려질 것이다.

# 6

## 화침 요법

~~~~~~~~~~~~~~~~~~~~~~~~~~~~~~~~~~~~~~~~~~~~~~~~~~~~~~~~~~~~~~~~~~~~~~

누구나 한의원에서 침을 맞거나 한약을 써본 경험이 있을 것이다. 침구요법은 시대에 따라 학문이 발전하면서 그 개념을 다소 달리하고 있으나 음·양 오행설, 경락 학설, 장상 학설 등 한의학의 기초이론을 근거로 하여 체표 상의 일정한 부위에 각종 침구와 조작 방법을 운용하여 물리적 자극을 주어 생체에 반응을 일으키게 함으로써 질병을 예방, 완화, 치료하는 한의학 의료기술의 한 분야이다.

자침과 애구(뜸)는 모두 외치법의 범위에 속하는데, 침은 각종 침구(鍼具)를 이용한 기계적 자극이고, 구(灸)는 애엽이나 각종 약물을 이용하여 체표의 일정한 부위를 소작(燒灼) 훈위(熏熨)하는 온열성 자극으로 최근에는 침구의 조작 방법이 크게 개량되고 발전되어 전통적인 침구요법 이외에 전기, 전열 기구, 각종 약물 및 레이저 광선 등이 이용되고 있으며 경락 학설의 기초 위에 현대의학의 해부 생리 지식이 결합한 각종 침구요법이 개발되어 임상에 많이 응용되고 있다.

침구요법의 장점으로 우선 내과, 부인과, 소아청소년과, 신경정신과, 외과, 오관과 등 임상 각 과의 모든 병증 치료뿐만 아니라 예방과 진단까지 응용하기 때문에 활용 범위가 넓다. 또한 효과가 빠르고 우수하며 값비싼 기구나 시설이 필요치 않아 경제적이고 부작용이 적고 안전하다. 그리고 시술이 간편하며 배우고 익히기가 쉽다.

다양한 침자법과 시술법들이 있으나 현대에 사라져 가는 침법 중 효과가 좋아 임상에서 쓰면 좋은 침법 하나를 소개하고자 한다. 바로 화침 요법이다.

화침 요법은 고전 침구 침자법으로 침을 자침 전에 붉게 달군 후 인체의 경혈에 자입해서 질병을 치료하는 방법으로 고대에는 쉬자(焠刺), 번침(燔鍼), 백침(白鍼) 등으로 칭하였다.

화침 요법을 『황제내경』(黃帝內經)에서는 쉬자법(焠刺法)이라 하여 9가지 자법 가운데 하나로 설명하고 있으며, 침을 불에 달궈 비증(痺症)을 치료하는 방법이라 하였고, 화침의 적응증을 한사로 인하여 생기는 한비증(寒痺症) 등이라 하였다.

장경악은 "쉬자(焠刺)라고 하는 것은 먼저 그 침을 불에 달군 후 자입하는 것이다"라고 하였다.

『침구대성』에서는 "화침은 곧 쉬침이니 마유(麻油)를 침에 여러 번 발라서 등불에 붉게 달군 후 그것을 사용해야 효과가 있고 만약 붉게 달구지 않으면 그 병을 치료할 수 없고 오히려 환자에게 손상만 준다. 침을 달굴 때 침두를 아래로 하여 열에 손을 상하지 않도록 하고 먼저 다른 사람이 침을 달구고 의사가 때에 사용하면 손의 화상을 면할 수 있다. 먼저 당으로 혈점을 점찍어 놓아야 침을 놓을 때 틀림이 없게 된다. 화침은 극히 어려워 전장에 임한 장수의 마음이라야 가히 침을 놓을 수 있으니 먼저 왼손으로 혈을 누르고 오른손으로 침을 놓는데 너무 깊게 찌르면 경락을 상하게 하고 너무 얕게 찌르면 병을 낫게 하지 못하니 중도를 취해야 한다. 화침을 행하고자 할 때 환자를 잘 안심시켜서 놀라게 해서는 안 되니 비교하면 구법과 같으나 구법의 아픔은 오래 가고 화침은 그 아픔이 오래 가지 않으니 신속하게 출침하여 오래 유침해서는 안 되고 왼손으로 빨리 침혈을 누르면 통증이 그친다. 인체의 모든 부분에 화침을 행할 수 있으나 오직 얼굴에는 금한다"라고 하여 화침 요법의 조작 방법을 기술하였다.

화침을 사용할 때는 충분히 달군 후 신속히 자입해야 인체의 일정 부위의 독을 없앨 수 있다. 침두를 아래로 하여 충분히 달구어서 온도를 최고로 올리는 것이 제일 좋고 발적시키기도 가장 용이하다. 달구어진 침이 효력이 가장 강하고 질병을 없앨 수 있으며 또한 빠른 효과를 얻을 수 있다. 침이 달구어진 동시에 피부를 뚫었을 때 통증을 가장 작게 할 수 있으며, 침체가 붉게 달구어졌을 때 효과가 있고 붉게 달구어지지 않았을 때는 효과가 없다.

화침 요법은 유침(留鍼)하지 않는 것을 원칙으로 하며, 만일 유침하여도 5분 이상 하지 않으며, 침을 뺀 후 솜으로 가볍고 부드럽게 자리를 눌러 주어야 그 후유증을 감소시킬 수 있다. 취혈을 할 때는 먼저 손톱으로 눌러서 십자로 표시하여 침자 부위를 표기하고 병과 침자 부위에 따라 침의 직경과 침의 장단이 다르며 조작 시 침을 수직으로 세워 조작을 신속하고 정확하게 하는 것이 중요하다.

인체의 모든 부위에 침을 사용할 수 있으나 오직 얼굴 부위만 피하라고 하는 것은 얼굴 부위의 화침은 절대로 금하는 것은 아니고 다만 오관(五官) 부위 즉 눈, 코, 입술, 혀, 귀에 가까운 부위는 특별한 주의가 필요하다.

혈위의 선택은 환자의 상황과 발병 부위에 근거하여 해당 경혈 혹은 아시혈(반응점)을 선택하는데, 아시혈을 치료에 사용할 때 비증에 가장 효과가 좋다. 또한 깊이 찌르는 것을 가장 조심해야 하는데 이는 너무 깊으면 경락을 상하게 할 수 있고 너무 얕게 찌르면 병이 낫지 않기 때문이라고 하였다. 오직 호흡에 맞추어서 정확히 취혈해야 하며 병의 상태에 따른 시술에 있어서 자침 부위 기육의 두께와 환자의 마르고 살찐 정도에 따라 정한다. 나력과 영류에 침을 자침할 때는 침첨이 그 핵까지 도달하게끔 해야 하며 얕게 찌르면 낫지 않는다.

화침의 치료 원리는 화열의 기를 빌려서 양기를 조양하는 것이며, 또한 화력으로 인체의 경혈과 주리를 훈작하여 경락의 외문을 열게 함으로써 옹농, 어혈, 담탁, 수습 등의 사기를 직접 체외로 배출하는 것인데 이를 개문거사(開門祛邪) 시킨다고 한다.

또한 이열인열(以熱引熱) 하는데 화력을 빌려서 열독을 밖으로 배출시키고 국부의 기혈옹체나 화울로 인해서 발생하는 홍종열통 등의 질병을 치료하게 된다.

화침은 온장양기(溫壯陽氣), 생기염창(生肌斂瘡)의 효능이 있어 한사가 원인이 되어 발생하는 통증과 마비 질환에 가장 적당하게 사용할 수 있다. 사지가 궐냉하고 허리와 무릎이 시큰거리는 증상, 양위유정(陽痿遺精), 빈뇨, 자궁냉증, 복창, 설사, 해수, 효천 등에 매우 효과가 좋다. 또한 나력과 옹저, 건초 낭종, 유선염, 피부혈관종, 단독, 활액낭염, 피하 지방종 등에도 화침 요법으로 치료 효과가 매우 좋으며, 충수염 초기에 화침 요법으로 절제 수술을 하지 않고도 나을 수 있다.

이렇게 효과가 좋은 화침 요법이지만 현대에서 많이 사용하지 않아 사람들은 그 효과를 보기 어렵고 오직 양약, 수술요법에만 의거하다 보니 이차적으로 후유증과 재발에 시달리게 된다.

옛날에는 알코올 램프에 불을 켜서 침을 달구었지만, 지금은 화력이 강한 터보 라이터를 이용하여 강한 화력으로 재빨리 달구어 신속하게 자입함으로써 화상과 통증을 줄일 수 있다. 한의원에서 화침을 많이 사용하고 있는데, 사용하다 보면 위에 열거한 증상들에 매우 뛰어난 효과가 있다는 것을 입증하게 되었다.

화침 시술 시 침을 달구는 시간, 불의 화력, 자입 속도와 깊이, 혈의 위치, 침의 굵기 등 여러 가지 변수들에 대하여 신경 써서 해야 한다. 어느 하나라도 숙련되지 못하면 침이 들어갈 때 심한 통증과 화상을 입혀 상처를 내게 될 수도 있다.

# 7

# 생체전기를 조절하는 금침,
# 10년이 젊어진다

원래 침술의 기원은 침석으로부터 시작되었으며 문명의 발달에 따라 청동, 동, 철, 금, 은 등이 재료로 이용되어 왔다. 침의 형태도 구침(九鍼)과 같이 내외과적으로 필요한 용도에 따라 더 편리하게 만들어 사용되었다.

최근에는 양의 창자를 이용한 매선침, 금실을 이용한 금실 매선침(금침) 등으로 피내에 삽입하여 지속적인 통증 제어 효과를 내기 위한 한의 치료법이 널리 사용되고 있다.

한의학 고전에 금설(金屑), 즉 금가루에 관한 내용이 있는데, 맵거나 단맛의 속성을 가지고 폐장, 비장에 영향을 끼침으로써 정신을 안정시키고 장부의 기능을 돕고 골수를 튼튼히 하며 소아의 경기도 진정시키는 등 경락의 작용을 통하게 하고 안신시키는 작용이 있다고 하였다.

금침 요법은 순금의 치료 효과와 피내침의 원리를 융합시킨 새로운 영역의 치료법이라고 말할 수 있다.

인체에서 모든 정보와 감각을 전달하는 신경의 수용체는 피부 즉 체표에 다량 분포되어 있으며, 생명체의 몸은 양이온과 음이온으로 가득 차 있다. 하지만 그 개수가 얼추 비슷해서 전기적으로는 중성을 띤다.

우리 몸은 이온들을 균일하지 않게 분포시키고 빠르게 이동하게 만들어 전기 신호를 생성하고 그 안에 정보를 담는다. 모든 생명 현상과 지능 활동은 여기서 비롯되며, 우리가 뇌를 언급할 때마다 아드레날린이나 도파민, 아세틸콜린, 세로토닌 같은 신경전달물질을 말하지만, 이들이 분비된다고 해도 결국 전기신호를 유발하지 못하면 뇌 활동에는 아무런 변화가 없다.

이러한 변화를 만드는 생체전기는 전자의 흐름이 아니라 칼륨 이온, 나트륨 이온, 칼슘 이온처럼 대부분 양전하를 띤 이온의 움직임에 의해 생성된다. 생체전기는 이러한 이온채널의 주기적인 작동으로 신호가 전달되며 생명이 살아있게 된다.

우리가 생각하고, 말하고, 걷는 것은 모두 이 신호 시스템에 의존하며, 넘어졌을 때 무릎이 아프고, 피부에 긁혔을 때 아무는 것도 이 신호 시스템에 의한 것이다. 또한 신맛을 느끼거나 음식을 먹은 뒤 물 한 잔으로 입을 가시거나, 목마름을 느끼는 것도 모두 이 신호 시스템의 작용에 의한 것이다.

열이나 전기가 인체에 가해지면 전도현상이 일어나는데, 인체에서는 이온전도가 일어난다고 볼 수 있다.

전기전도는 전자전도와 이온전도로 대별 되는데, 이온전도에서는 물질이동이 일어나고 화학 반응이 발생한다. 이러한 원리를 이용하여 치료에 사용하는 것이 침 치료(전기 침, 레이저 침, 화침, 금침)라고 볼 수 있다.

침구학의 기본이 되는 경락은 장기와 체표를 연결하는 통로이며, 영(營)의 개념은 경락의 내부를 흐르며 신체 각 조직과 기관에 영양물질을 공급하는 기능이고, 위(衛)의 개념은 경락 바깥쪽을 달리며 신체를 방어하는 기능이다.

봉한학설에서 경락 속의 고에너지 유체(다량의 DNA뿐만 아니라 아드레날린 같은 고에너지 호르몬 물질)가 바로 영이고, 경락 밖을 달리는 전기가 바로 위라고 볼 수 있다고 하였다.

이러한 체표와 체내로 달리는 경락은 전도 작용이 있다. 즉 인체의 전류를 전도하는 작용이라 볼 수 있다. 침 치료와 경락의 전도 작용과의 관계는 구체적으로 경락이 순행하고 있는 경로상에서 상응한 혈위를 선정하여 진행하게 된다.

예컨대 합곡을 취혈하여 치통을 치료하고, 내관을 취혈하여 위완통을 치료하며, 두부 염좌에는 후계, 중저 등 혈을 취하고, 장위의 질환에는 족삼리, 상거허 등 혈을 취하는 것은 경락의 전도 기능과 불가분의 관계가 있기 때문이다.

금속은 전기저항이 작으므로 전기전도도가 좋다. 특히 금속 중에서 금은 전기저항이 가장 작아 전기전도도가 높다. 금의 특성상 이온화 경향이 낮고 산화가 잘 안된다. 금은 자유 라디칼(활성산소)을 중화하는 항산화 작용이 있어 항염증 효과가 있다. 또한 금은 생체활성이 매우 높은 불활성 물질이며 체액에 의해 분해되거나 흡수되지 않으며 영구적으로 남아 있게 되며 부작용이 거의 없고 치료 효과가 매우 빠르다.

우리가 금목걸이, 금반지 등 치아임플란트에도 금을 사용하는 이유가 부작용이 다른 금속에 비해 훨씬 적기 때문이다. 금목걸이, 금반지, 금이빨 등에 사용하는 금은 모두 합금인 데 비해 인체 내에 삽입하는 금매선은 순금 99.99%로써 식약청에서 3등급 의료기기 승인을 받아 매우 안정적이다.

한편, 통증, 염증, 종양, 암 등은 전기저항이 커서 생체전기가 잘 흐르지 못하는 것이라고 볼 수 있다. 한의학적으로 말하면 경락이 막힌 것이고 이것은 기혈이 막혔다는 뜻이다.

생체전기가 잘 흐를 수 있게 조절해 주는 것이 경락, 경혈을 이용한 침 치료이다. 여기에 더 나아가 전기저항이 적어 전기전도도가 높고 이온화 경향이 낮아 항산화 작용이 있는 순금으로 된 금매선을 자입하여 지속적인 자극을 주면 통증 부위의 염증, 종양이 사라지고 생체전기가 잘 흐르게 되면서 빨리 낫게 된다.

즉 금은 생체전기가 골고루 흐르게 하며, 항염증, 항산화, 신경안정, 유독성 물질 해독, 피부 정화, 이온 작용을 통한 혈액 순환 촉진, 해독 작용을 통한 상처 치유 등의 효능이 있다.

피부 근육에 시술한 금침의 지속적인 자극은 경혈, 경락을 통해 몸속의 내장으로 전달되면서 내장 질환에도 영향을 주게 된다. 실제로 경락은 피부에서 장기 표면과 내부로 연결되며 네트워크를 형성하고 있다. 경락은 기의 통로로서 기를 이루고 있는 물질인 DNA, 히알루론산, 아드레날린, 노르아드레날린, 성호르몬 등의 물질들이 손상된 세포로 이동하여 세포재생에 관여하게 된다. 복통이나 두통, 치통에 사지의 혈 자리에 침을 맞았는데 낫는 것은 경혈, 경락을 통한 기의 흐름이 원활해지면서 가능한 것이다.

오십견, 허리, 목 디스크, 협착증, 척추 측만증, 염좌, 무릎 관절염, 통증, 결절, 안구건조증, 부인과 질환, 안면마비, 팔꿈치 내외상과염, 건초염, 치핵, 피부 기미, 잡티, 주름제거 등에 매우 효과가 좋다.

수술하고도 후유증과 또다시 재발 되는 디스크질환, 협착증, 오십견 등 근골격계 질환은 수술과 진통제, 근육주사, 도수치료, 충격파, 물리치료만이 치료라고 생각하면 평생 통증에서 벗어날 수 없고, 약물로 인한 2차 합병증으로 몸과 마음이 더욱 병들어 간다. 이러한 것에서 벗어나 100세 시대에 삶의 질을 높일 수 있는 최고의 대안으로 떠오르는 금침은 누구나 부작용 걱정 없이 시술받을 수 있는 치료이다. 이제 서양은 동양의학의 침과 뜸, 한약을 연구하고 있고 도입하려고 한다.

한류, K-열풍과 함께 한의학도 K-의학으로서의 그 우수성을 전 세계에 알릴 때가 왔다.

# 참고 문헌

- 한상모 외 10인. (1993). 동의학 어떻게 배울 것인가. 동의과학원. 29-368.

- 김주환. (2023). 내면소통. 인플루엔셜. 1-768.

- 허준. (2005). 동의보감. 동의보감출판사. 1-2519.

- 임경환. (2008). 鍼灸學. 대한침구학회 교재편찬위원회. 351-353.

- 최용표 외. (2001). 鍼灸學. 〈上〉. 집문당. 31-61.

- 김동일 외. (2002). 고려임상의전. 과학백과사전출판사. 1-1336.

- 서정환. (2008). 의학계의 실크로드, 봉한학설-40년 전 김봉한은 무엇을 보았나?. 월간말, 200-203.

- 소광섭. (2003). 봉한 학설에서의 경혈과 경락의 실체. 과학사상 제47호, 68-88.

- 샐리에이디. (2023). 우리몸은 전기다. 세종서적(주). 1-429.

- 한봉희 외 8인. (2021). 금침, 10년이 젊어진다. 솔트앤씨드. 1-297.

- 공동철. (2019). 김봉한. 문학의문학. 1-463.

- 이종수. (2004). "암의 원인"은 "봉한 계통"의 병변에 있다. 최신의학, 47(3), 11-16.

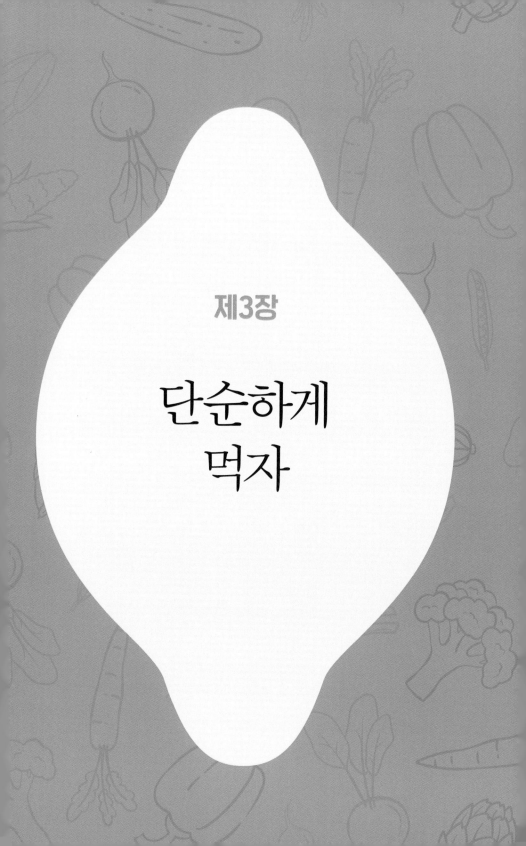

제3장

# 단순하게 먹자

# 1

# 남새밭 식물

~~~~~~~~~~~~~~~~~~~~~~~~~~~~~~~~~~~~~~~~~~~~~~~~~~~~~~~~~~~~~~~~~~~~~~~~~~~~

   대체 불가능한 우리 몸을 사랑하자. 지금, 이 순간에도 우리 몸은
수없이 변화하고 있으며 우리 인체는 서로 연결된 하나의 유기체이며
전일체로서 정상적으로 활동해야 질병이 없는 건강한 몸이다. 먹는
음식이 곧 자신이며 수없이 반복되는 일상생활에서 잘 못 먹고 많이
먹어서 식원병(食原病)이 생긴다. 나와 잘 맞는 음식을 선택해서 먹어야
한다. 여기서는 값비싼 음식, 화려한 음식도 다 필요 없고 골고루 먹
는 게 아니라 단순하게 먹어야 한다는 원리를 이야기하려고 한다. 우
리의 위는 여러 가지 음식을 한꺼번에 소화를 못 시킨다는 데서 질병
유·무가 결정지어진다. 우리는 시간, 장소 구애 받지 않는 삶 속에서의
생활이 자연스럽게 움직이게 만들어야 한다. 때론 신문명의 편리함과
과잉의 시대에 살면서 문명병 생활습관병이 만성질환을 유발하는지도
모른다. 평소 작은 실천이 큰 변화를 일으키는 일상으로 돌아가야 한
다. 누가 시켜서 하면 안 된다. 스스로 즐기면서 놀이식으로 노력해야
하는 본인의 의지가 정말로 중요하다.
   아무리 좋은 원재료가 있어도 조리법에 따라 치유 음식이 되기도

하고 사람을 서서히 죽이는 독이 되는 음식이 되기도 한다. 사람은 원래 누구나 다 자연치유력을 가지고 이 세상에 태어난다. 혈액이 깨끗하면 아무런 질병 없이 살아가는 데 지장이 없고 건강한 삶의 질을 높일 수 있다. 즉 세포가 건강해야 혈액이 깨끗하다. 혈액 세포 성분인 백혈구(white blood cell)는 혈액을 깨끗하게 청소해 주고 몸의 면역을 담당하기도 한다.

남새밭 사랑은 우연히 시작한 일이었다. 도시와 지방을 오가며 생활한 탓에 도시에 있을 때는 눈도 뻐근하고 코도 맹맹하고 머리도 개운하지도 않고 이유 없이 피곤함을 느끼곤 했는데, 왠지 모를 사계절이 지나가는 남새밭과 산과 들과 강은 나에게 많은 건강함을 선사해 주었다. 어쩌다 사계절 작물이 자라는 것을 보면 탄성이 저절로 나오기도 하고 쉬운 것은 없다는 것을 깨달았다. 뭐든지 노력 없이는 대가를 주지 않는다는 것을 자연의 섭리를 보고 깨우쳤다. 비록 볼품없이 자란 과일과 채소가 우리 몸에 건강을 무한대로 선물해 준다는 것을 알았다. 과일(果實)이란 다년생 식물인 나무에서 생산되는 열매만을 의미하며 토마토는 과일에 가깝다. 채소(菜蔬)는 일년생 식물이며 영어로는 vegetable, 즉 나물을 의미한다. 예전에는 며칠에 한 번 정도는 꼭 육류, 생선, 계란, 우유, 빵을 골고루 먹어야만 좋은 줄 알았다. 나 역시 그렇게 배웠으며 가르치기도 했고 그렇게 생활해 왔었다. 하지만 어느 순간 텃밭 작물을 보면서 생각이 바뀌기 시작했다. 텃밭의 신선한 재료로 좋은 음식은 단순하게 먹어야 한다는 것을 알았다. 아무리 좋고 비싼 음식이 나와도 자연 음식이 좋다는 것을 안 뒤부터는 좋은 줄을 모르겠다. 나 역시 수많은 임상을 하면서 여러 가지 기능성 식품들을 접해 보았지만 역시 그것은 임상의 숫자일 뿐 우리 몸이 좋아하는 것은 자연에서 나오는 자연 그대로 순수한, 볼품은 없지만 자연 음식밖에 없다는 것을 깨달았다. 음식 하나 잘 못 먹으면 쌓이고 쌓여서 몸을 망친다. 아무리 좋은 이론을 알기만 하고 실천을 안 하면 금세 우리 몸은 알아차려서 몸에 반응들이 나타나기 마련이다.

먹는 식문화만 바꿔도 건강하고 오래 잘 살 수 있다. 하나를 먹더라도 건강하게 먹으며 내 몸의 소리에 귀 기울이는 음식을 먹어야 한다. 우리가 먹는 음식은 답은 이미 정해져 있어 밭에서 나온 살아있는 싱싱한 자연 과일, 채소 식물을 먹으면 그만큼 세포가 젊어져서 병들지 않는 몸으로 나도 모르게 바꾸어져 있다.


## 산-염기의 중요성

우리 몸을 건강하게 유지하려면 산-염기 평형(acid-base equilibrium)이 되었을 때 아프지 않고 건강한 몸, 즉 삶의 질이 높아지는 삶을 살 수가 있음을 알 수 있다. 즉 산-염기 평형에서는 체액 속에 산이 증가하면 산을 중화하고, 알칼리(염기)가 증가하면 알칼리를 중화하여 pH를 일정하게 유지하는 것을 완충 작용함으로써 염증이 없는 몸을 유지할 수가 있으며, 정상인의 혈액 pH는 7.35~7.45로 평균 약 7.4이며, 생체 내외의 여러 변화로 쉽게 변동되지 않는다. 우리 몸의 염증(inflammation)은 나이 들수록 많아지는 환경으로 변한다. 그럴수록 식이섬유소의 섬유질을 많이 섭취하여 면역력 즉 자생력을 키워야 한다.

우리 몸에서 제일 중요한 장기는 심장으로 열을 내며 다른 하나는

간이다. 심장은 왼쪽에 있어서 심열(心熱)이 많이 발생하면 혀에 이상이 생기며 심장이 부어서 왼쪽 관련 질환이 생기고 심장이 자주 뛸수록 이뇨 작용 촉진으로 인한 다뇨(多尿)로 시원하지도 않다. 또한 수면 부족으로 인하여 불안하고 신경이 예민하다. 반면 간열(肝熱)이 발생하면 눈에 이상이 생기며 오른쪽에 있어서 간열 부종 시 스트레스로 인하여 해독작용이 원활하지 않아 피곤하고 오른쪽에 있는 각종 만성질환이 생기며 염증성 질환을 유발하기도 한다. 특히 문제가 있는 장기 쪽은 부어서 높아지고, 두꺼워지고 거칠어져서 만성질환을 유발한다.

염증은 우리가 평소 음식 먹는 데서 많이 생긴다. 여러 가지 이유 중 하나인 에너지 전환 시의 대사장애 및 교감신경계의 교란으로 인한 스트레스이다. 우리 몸은 복잡할 것 같지만 단순하다. 꼭 의료지식이 없더래도 단순하게 음식을 섭취하면 다른 게 필요가 없어진다. 몸에 맞는 음식이 좋고 나쁘고는 없다. 단지 개인의 내장 상태에 따른 온도와 관련이 있다. 위장의 온도가 차가운 사람은 따뜻한 성질의 음식이 좋고 반대로 뜨거운 사람은 찬 성질의 음식을 먹어서 편하면 된다. 본인이 직접 먹어 보고 속이 편하고 소화가 잘되고 아무런 질병이 없으면 나한테 맞는 음식이다. 아무리 좋은 음식도 나와 맞으면 좋고 맞지 않으면 독이 될 수도 있기 때문이다. 또한 몸의 통증(pain)이 나타났다는 것은 우리 몸의 기능이 모두 떨어진 상태가 본인이 취약한 부분에 나타나기 마련이다.

# 글로벌 수명 통계

요즘 100세 시대란 말이 있다. 세계보건기구(WHO)에 따르면, 전 세계의 기대 수명은 1950년 평균 43.5세에서 오늘날 2021년 기준 72.6세로 늘어나는 데는 영양개선이 한몫했다. 우리나라 남자의 기대 수명(79.9년)은 OECD 평균(78.0년)보다 1.9년, 여자의 기대 수명(85.6년)은 OECD 평균(83.2년)보다 2.4년 높음을 알 수 있다.

미국 미시시피주의 경우 비만율이 10만 명당 39.7명으로 가장 높고, 웨스트버지니아주와 앨라배마주가 각각 10만 명당 39.1명과 39명으로 그 뒤를 이었다. 이들 주에서는 지속적으로 비만율이 가장 높은 주에 속하며, 이는 미국 남동부 지역의 비만 수준이 높아지는 지역적 추세를 나타낸다. 반면 콜로라도는 인구 10만 명당 24.2명으로 주 중 비만율이 가장 낮다. 매사추세츠와 하와이 또한 상대적으로 비만율이 낮다. 모두 100,000명당 25명 미만이다. 이들 주에서는 비만율이 낮아지는 추세를 보여 생활방식, 건강한 음식에 대한 접근성 및 전반적인 건강 의식이 있음을 알 수 있다.

현재 미국 성인의 약 3분의 1이 비만으로 간주되며, 세계 다른 지역에 비해 미국은 비만율이 가장 높은 나라 중 하나이며 이에 따라 당뇨병, 심장병, 뇌졸중, 특정 암, 수면무호흡증, 고혈압, 지방간 질환 등을 포함한 여러 가지 심각한 건강 문제에 걸릴 위험이 훨씬 더 커졌다. 또한 비만과 관련된 사회적 낙인으로 인해 우울증에 걸릴 위험도 증가함을 알 수 있다. 국가별 기대 수명 높은 나라에는 2021년 기준 1위가 홍콩 85.49, 2위 마카오 85.4, 3위 일본 84.45, 5위 스위스 83.85, 6위 대한민국 83.53, 9위 호주 83.3, 10위 스페인 83.18 순으로 나왔다.

기대 수명이 가장 낮은 3개 국가로 차드는 기대 수명이 52.53세로 가장 낮고, 나이지리아가 52.68세, 레소토는 평균 기대 수명이 53.06세로 국민의 어려운 생활 조건을 더욱 악화시키고 있다는 것을 알 수 있었다.

우리나라에서 암은 사망원인 1위이며, 2018년도에 약 8만 명이 암으로 사망하였고, 전체 사망자 수의 26.5%였다. 2019년 한 해 동안 암 치료 진료비용은 비급여 항목을 제외하고도 10조 1,275억이 필요하여 막대한 경제적 비용이 소요되고 있다. 따라서 암은 우리나라에서 중요한 질병 중의 하나로서 암 발생과 사망을 감소시키기 위한 노력이 지속되고 있다.

여러 암 중에서도 위암은 우리나라에서 가장 많이 발생하는 중요한 암이다. 중앙암등록본부에서 해마다 발표되는 암 등록 통계자료에서 위암은 2018년까지 우리나라 연간 전체 암 발생 중 1위에 해당하는 암으로 연간 약 3만 명이 진단되는 것으로 보고되었다. 2019년 암 등록 통계자료에서 위암은 29,493명이 진단되어, 2018년 발생자 수 29,279명과 큰 차이는 없었으나, 전체 암 발생 분율은 11.6%로 갑상샘암(12.0%), 폐암(11.8%)에 이어 3위에 해당하였다.

옛날에 건강기능식품을 제도화하여 많이 보급하였고 지금도 세계 여러 나라에서는 상품으로 잘 포장되어 유통되고 있지만 질환별 식품을 먹고 금방은 호전되었지만, 완전히 다 나았다는 보고는 없는 것 같다.

# 원재료가 좋아도
# 요리 잘못하면 죽은 음식

우리가 음식을 할 때 물과 불을 이용하여 식었을 때도 연해지는 음식은 대체로 몸에 도움이 되는 식품이다. 반대로 물과 불을 가했을 때 딱딱해지는 음식은 우리 몸에 해로움을 끼치는 음식이 될 수가 있음을 알 수 있다.

현재는 이상 기후와 환경으로 인한 우리의 먹거리도 이상하게 변형되어 그걸 먹음으로써 몸도 또한 산화에 노출이 많이 되어 있어 이제는 국민병이 아닌 글로벌 병이란 별명을 얻게 되었다. 우리가 평소 멀리해야 할 오백식품(五白食品)에는 생명을 깎아내는 흰쌀, 흰 밀가루와 칼슘을 소모시키는 흰 소금, 흰 설탕이 있고 혀를 마비시키고 각종 생활습관병인 문명병을 키우는 흰 조미료 등이 있다.

그나마 우리 몸이 잘 스스로 순환되면 뚱뚱해도 질병 없이 살아가는 사람들을 종종 볼 수 있지만 반대로 순환이 안 되면 날씬해도 각종 질환을 안고 살아가는 사람들을 볼 수가 있다. 우리 몸은 조상 대대로 물려 받은 DNA와 환경적인 것에 변화되고 있다. 먹었을 때 소화가 잘 되고 원활한 배설과 순환이 순수하게 이루어지면서 아프지 않고 건강하게 살 수 있어야 한다.

우리 인체의 구조를 보면 사람이 생명을 영위해 나갈 수 있는 것은 몸속에서 소화기, 콩팥, 비뇨기, 호흡기, 순환기, 등 각 장기가 정상으로 작용하기 때문이다.

우리 몸의 소화기관은 입으로 들어온 음식물을 소화하여 흡수 가능한 상태로 만들어 영양소로 받아들인다. 이러한 작용을 하는 것이 위,

창자, 이자 등의 기관인데 이를 한데 묶어 소화기 계통이라 한다. 젊을 때는 단단한 음식, 다식(多食)을 해도 소화가 잘 되지만, 나이가 점차 들어가면서 호르몬 변화로 인한 소화기관의 탄력 저하로 음식이 소화되기 어려워져 여러 가지 질병에 노출되므로 그로 인한 병명만 다를 뿐 질병에 많이 노출되어 각종 병이 생기지만 원인은 하나이다. **섭취 → 소화 → 배출**되는 과정이 원활하게 이루어지지 않고 막히면 병이 들게 마련이다. 소화기 계통은 음식물을 **섭취 → 분해 → 흡수 → 배설**을 통하여 영양분을 혈액 속에 보내는 기관을 통틀어 구성된 계통을 말한다. 이는 위창자관과 부속 기관으로 이루어지는데, **입안 → 인두 → 식도 → 위 → 작은창자 → 큰창자 → 항문**까지는 위창자관이며, **침샘 → 간 → 이자** 따위는 부속 기관에 해당한다. 소화는 음식물 중 영양소를 소화관의 점막을 통하여 흡수될 수 있도록 작은 입자로 분해하는 과정이고, 흡수는 가수분해된 최종 산물이 소화관의 점막을 통해 체내로 이동되는 것을 말하며, 배설은 흡수되지 않은 노폐물을 밖으로 내보내는 것이다. 이것은 소변과 변으로 배출해야 한다. 변은 소화관에서 배설되고 소변은 콩팥과 방광 등을 통해 배출된다. 사람은 항상 호흡을 통해 몸속에 산소를 공급하고 이산화탄소를 몸 밖으로 내보낸다. 또 소화와 호흡을 통해 받아들인 영양소나 산소를 온몸의 세포로 보내주는 작용을 하는 것이 순환기 계통인데 사람은 순환이 잘 되면 아무런 질병이 생기지를 않는다. 또한 세포는 세포막이라는 막에 쌓여 있으며 미토콘드리아라는 기관이 있는데 이 역할은 세포에 필요한 에너지를 만들며 근육세포에 아주 풍부하다. 또한 사람 몸 안의 모든 미토콘드리아는 어머니의 수정란 세포로부터 유전을 받는다.

# 세포가 젊어질수록
# 질병이 없다

미토콘드리아(mitochondria)가 호흡이 활발한 기간의 세포일수록 숫자가 많은데 식물세포도 100여 개가 있다. 나이가 듦에 따라 미토콘드리아의 숫자가 줄어들고 기능이 감소하게 된다. 또한 비정상적인 미토콘드리아가 다량의 활성산소를 분출해 세포 전체를 오염시키고 세포의 조기 노화를 유발할 수 있다. 미토콘드리아 이상으로 뇌세포가 퇴화하면 치매, 파킨슨 질환이 유발되고, 췌장 세포에서는 당뇨병, 심장에서는 심혈관 질환을 유발하여 모든 장기의 기능이 감소하며, 암과 각종 유전질환의 원인이 되기도 한다. 기능 저하 원인으로는 스트레스, 갑상샘 기능 저하, 빈혈, 비만 등이 있다. 혈액(blood)은 몸을 순환한다. 성분에는 몸 전체를 순환하는 액체 성분과 세포 성분으로 구성되어 있다. 액체 성분에는 혈장이라는 단백질, 비타민, 미네랄 등이 있고 세포 성분에는 산소와 이산화탄소를 운반하는 적혈구와 혈액 속에 이물이 침입했을 때 면역 글로불린과 함께 인체를 방어하는 백혈구, 상처가 났을 때 지혈에 깊이 관여하는 혈소판이 있다. 혈액을 만들어내는 조혈 장소는 유아기는 골수의 모든 뼈에서 일어나고 성인이 되어서는 척추, 늑골, 흉골, 두개골, 골반, 천골, 대퇴골의 전단에서 일어나므로 성인이 되어서는 몸을 많이 움직여야 한다는 것을 알 수 있다. 또한 조혈모세포들은 스스로 새로 만들어지는 세포이다. 또한 면역세포가 젊어져서 혈액이 왕성하게 순환할 수 있다는 것이다. 면역세포란 종합적으로 통틀어 백혈구를 가리킨다. 암은 세포가 살아있는 상피세포에서는 잘 생기고 근육세포로만 이루어진 심장 암은 잘 생기지를 않는다. 즉 자율신경계의 지배를 받아 심장은 평생을 반복해서 움직이고 본인의 마음대로 할 수가 없는 불수의근이기 때문이다.


## 원리를 알면
## 내가 주인이다

식품에 함유된 영양소는 여섯 종류가 있다. 기능에 따른 영양소의 분류에 에너지를 내는 영양소에는 탄수화물, 지질, 단백질이 있으며, 신체의 성장과 유지에 중요한 구성 영양소에는 단백질, 지질, 무기질, 물이 있고, 체내 기능을 조절하는 조절 영양소에는 비타민, 무기질이 있다. 이 영양소는 우리가 음식을 먹으면 소화관을 거치는데 소화기 계통에는 소화관, 간, 쓸개(담낭), 이자(췌장) 등으로 구성되어 있다. 소화(digestion)는 구강으로 섭취한 음식물 중에 들어있는 큰 분자 상태의 영양소를 소화관의 점막을 통해 흡수될 수 있는 작은 입자로 가수분해하는 것을 의미한다. 또한 흡수(absorption)는 가수분해된 영양소의 최종 분해 산물들이 소화관의 점막을 통해 혈액과 림프로 운반되어 체내로 이동되는 것을 의미하며 소장에서 이루어진다. 또한 가수분해(hydrolysis)는 화학 반응 시 물과 반응하여 원래 하나였던 큰 분자가 몇 개의 이온이나 분자로 분해되는 반응을 말한다. 섭취하는 음식과 신체 조건에 따라 소화되는 시간은 개인 차가 있다. 인간의 소화는 **입 → 식도 → 위 → 소장 → 대장 → 항문**을 따라 음식물이 이동한다. 음식물의 소화에는 구강 내에서 치아와 저작 작용을 통해 잘게 부수거나 타액과 섞어 연동운동을 하여 내려보내는 물리적 소화, 효소와 조효소가 필요한 과정으로 영양소를 분해하는 과정으로서 타액, 위액, 장액, 췌액이 관여하고 담즙은 용해, 중화 및 유화로 소화과정을 돕는 화학적 소화, 소화되지 못한 식이섬유 등 장내 세균에 의해 소화되는 것으로 생물학적 소화가 있다.

　세균은 대장으로 갈수록 점차 늘어나고 거의 소화가 여기서 일어난다. 평소 지방이 많은 육류 종류의 음식을 먹으면 포만감이 커진다고 알고 계신 분들이 많지만, 이는 지방이 다른 영양소의 소화 흡수를 느리게 만들 때 나타나는 현상들이다.

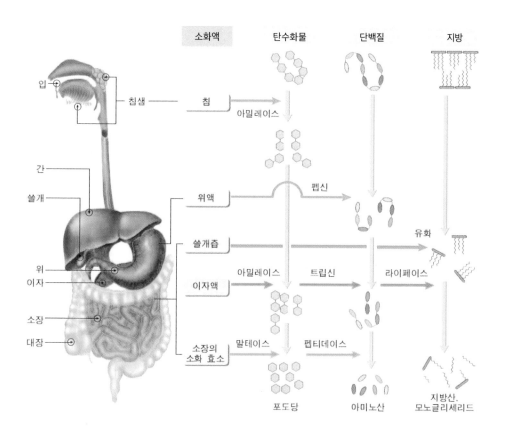

| | 소화액 | 탄수화물 | 단백질 | 지방 |
|---|---|---|---|---|

입

침샘 — 침 → 아밀레이스

간
쓸개

위액 → 펩신

쓸개즙 → 유화

이자액 → 아밀레이스 · 트립신 · 라이페이스

위
이자

소장

대장

소장의 소화 효소 → 말테이스 · 펩티데이스

포도당    아미노산    지방산, 모노글리세리드

영양소의 소화 흡수

## 입(mouth)

입 속으로 음식물이 들어가면 타액(침)이 분비된다. 천연 소화제인 타액의 pH는 6.0~7.0으로 타액에서 분비되는 α-아밀라아제는 당질을 분해한다. 타액의 역할은 씹기와 삼킴을 쉽게 하여 소화 흡수를 돕는 데 있다. 나아가 완충, 살균, 청소 등의 희석 작용이 있다. 타액샘은 삼키는 것과 소화 작용을 돕는다. 소화를 위해 타액 속에는 아밀레이스라는 소화 효소가 들어 있다. 이것이 탄수화물에 들어 있는 녹말을 말토스(엿당)나 덱스트린으로 분해해서 단맛을 느끼게 한다.

음식물이 입안으로 들어오면 자동으로 분비되며 부교감신경을 자극하여 침이 나온다. 부교감신경이 우위일 때는 맑은 타액이 나오며 운동, 흥분, 스트레스로 교감신경이 우위일 때는 점액질의 타액이 소량 분비된다.

## 식도(esophagus)

식도를 거치는 시간은 잠깐이다. 식도의 길이는 약 25cm 정도의 관으로 되어 있고, 연하운동으로 수축과 이완을 반복하면서 음식물이 식도를 거치고 위로 들어가면서부터 몸속의 장기들은 스스로 소화하기 위한 상태로 바뀌기 시작한다.

# 위(stomach)

위는 근육으로 이루어져 있으며 강산성의 소화액이 분비되어 단백질만을 분해한다. 염산을 함유한 위액을 분비하여 섭취한 음식물을 산성으로 변화하게 하고, 펩신을 내어 단백질을 펩톤으로 삭인다. 위는 수축과 이완을 반복하면서 음식물을 잘게 부수어 위액과 혼합되어 묽은 죽 상태가 된 후 다른 음식물과 함께 소장으로 보낸다. 위에 머무는 시간은 음식물의 종류에 따라 다른데 탄수화물이 제일 짧고 단백질, 지방의 순서이다. 위산의 정상 pH는 약1.5~3.5이며 음식물을 소화하고 세균을 제거하여 부패와 발효를 막아 살균하는 역할을 한다. 식습관의 변화로 기름진 음식, 매운 음식, 과식 등은 위산이 과다하게 분비되어 위 점막의 손상으로 역류성 식도염, 위염, 위궤양을 동반할 수가 있다. 위는 탄수화물과 단백질은 흡수하지 않지만 알코올은 흡수한다. 소화 시간은 수분을 포함한 액체류의 주스나 과일은 30~1시간 이내, 탄수화물은 1~3시간, 식이섬유는 3~4시간, 단백질은 5~6시간, 지방은 7~8시간 정도가 걸린다.

위 점막에는 헬리코박터 파일로리균이 있는데 산성 환경에서도 살아남는 세균이며 감염으로 인한 위암의 원인이 되기도 한다. 위산의 분비를 촉진하는 요인에는 과식, 스트레스, 헬리코박터 파일로리균 감염, 고령, 남성, 흡연, 음주 및 염분과 질소 화합물의 과다 섭취, 일부 약물복용이 위산을 분비하는 촉진의 원인이 되기도 한다. 음식을 앞접시에 나눠서 먹어야 하는 이유가 위암 발병을 예방하기 위해서이다.

음식물이 위에 머무르면서 하는 유기물의 부패(putrefaction)는 아무런 이익이 되지 않는 해로움을 주며 악취를 풍기고 유독물질을 생성하는, 즉 단백질이 썩는 것을 말한다. 발효(fermentation)는 미생물이 무산소 조건에서 작용하여 유익한 영향을 끼친다.

즉 우리 몸도 채소, 과일, 통곡류를 먹을 때 섬유질이 많아서 우리 몸에 좋은 작용으로 남지만, 사람에 따라 그의 좋고 나쁘고는 천차만별이다.

우리 인체는 항상성(homeostasis)을 유지하려는 성질을 가지고 있다. 항상성은 다양한 자극에 반응하여 개체 혹은 세포의 상태를 일정하게 유지하려는 성질을 의미한다. 주변 환경에 의해 깨진 평형 상태를 원래대로 복구하여 최적화된 상태로 만들려고 하는 것을 항상성 유지라 하며 대부분의 생명 현상이 항상성 유지와 관련되어 있다. 일상 생활에서 사람의 온도가 일정하게 유지되는 것과 혈중 포도당 농도가 적정 수준으로 조절되는 것을 말한다.

항상성(Homeostasis) 유지의 중요성은 대부분 질환은 항상성의 불균형에서 비롯된다. 항상성 조절에 관여하는 인자들에 결함이 생기는 경우 항상성 유지가 불가능해지며, 지속적인 항상성 불균형이 초래되면 생활 습관병인 만성질환을 앓게 된다.

또한 기후 변화로 환경 호르몬이 많이 도출되어 있는데 환경 호르몬과 실제 호르몬의 차이점은 환경에 배출된 일부 화학물질이 체내에 들어가 마치 호르몬처럼 작용하며 내분비계(호르몬)의 정상적인 기능을 방해한다. 환경 호르몬이 우리 몸에서 분비되는 호르몬과 다른 점은 쉽게 분해되지 않는다는 점이고, 환경 호르몬은 환경이나 생체 내에 수년간 잔류할 수 있고, 사람의 지방조직에 축적되는 성질이 있다. 또한 환경 호르몬은 인간의 생식기능 저하·기형·성장장애·암 등을 유발하는 것으로 추정된다.

## 소장(small intestine)

소장에서는 탄수화물, 단백질, 지방 등을 모두 소화 분해해서 소장 벽으로 흡수하고 혈액을 통해 영양소를 온몸의 세포로 보낸다. 이때 4~8시간 정도가 걸린다. 소장액은 탄수화물, 단백질만 분해하고 간의 쓸개즙과 췌장의 이자액이 지방 분해를 담당한다.

## 대장(large intestine)

대장에서는 소화액 대신 대장 내의 박테리아균들이 남은 찌꺼기를 분해하여 젖산, 초산, 프로피온산, 부티르산 등의 유기산과 가스를 생성한다. 또한 소장에서 흡수되지 않은 미네랄과 수분 등을 흡수한다. 소화기 끝에서 시작하여 항문까지 연결되는 1.5m 관 모양으로 음식물이 들어온 후 소화능력에 따라 12~48시간, 만 하루 정도를 머물다 항문으로 배출된다. 기능으로는 수분과 전해질 흡수, 지방산 및 질소 화합물 흡수, 변의 저장, 대변 배출등에 관여한다. 큰(곧)창자에는 소화 효소가 없기에 일부 비타민 등을 제외하면 대부분 소화가 이루어지지 않는다.

## 항문(anus)

항문은 곧창자와 외부를 이어주는 소화관의 마지막 부분으로 직장의 대변을 몸 밖으로 배출하는 임무를 수행한다. 우리가 대변을 볼 때는 항문관 주위의 괄약근이 이완되어 대변을 배출하게 되고, 평소에는 괄약근은 수축된 상태로 있어 대변의 유출을 막아준다.


## 식이섬유(dietary fiber)

식이섬유는 탄수화물의 한 종류로 대부분 식물성 식품에 들어 있으며, 셀룰로스, 헤미셀룰로스, 리그닌, 펙틴, 검 등이 있으며 도정하지 않은 전곡류와 채소에 다량 함유되어 있다. 사람은 셀룰로스 분해효소(cellulase)가 분비되지 않아서 소화하기 어렵지만, 반추동물의 장내 미생물은 이 효소를 합성하므로 소나 양은 셀룰로스를 분해하여 에너지로 사용할 수 있다. 식이섬유소에는 물에 녹는 수용성 식이섬유와 물에 녹지 않는 불용성 식이섬유로 분류되며 이 두 종류는 체내에서 다양한 기능을 수행한다.

수용성 식이섬유의 종류에는 감귤류, 사과, 딸기, 키위, 바나나 등 과일류, 해조류, 귀리, 보리, 견과류 등등 있으며, 기능으로는 물에 녹아 겔을 형성하여 변을 부드럽게 하고, 장내 수분 함량을 높여 변비를 예방하는 역할을 한다. 또한 콜레스테롤, 중성 지방을 낮춰 심혈관 질환을 예방하고, 당의 흡수 속도를 늦춰 당뇨병을 예방한다. 오랫동안 포만감을 느끼게 하여 체중 조절을 돕는다.

불용성 식이섬유의 종류에는 팥, 녹두, 대두 등의 콩류, 정제하지 않은 곡류, 고구마, 감자, 옥수수, 시금치, 부추, 버섯, 브로콜리, 강낭콩, 호박, 양배추, 두부 등이 있으며, 기능으로는 물에 녹지 않고, 장내에서 부피를 자극하여 변의 부피를 늘리고 부드럽게 하여 배변을 촉진하여 변비를 예방하는 역할을 하며 장내 유익균을 증식시킨다. 수용성과 불용성 식이섬유는 각각의 효능이 다르므로 두 식이섬유를 균형 있게 섭취하는 것이 좋다. 충분한 물과 함께 섭취해야 변비를 예방할 수 있다. 적당히 식이섬유를 단순하게 섭취해야 건강에 좋다.

# 2

## 단순한 자연 요리
### 20가지

# 두릅

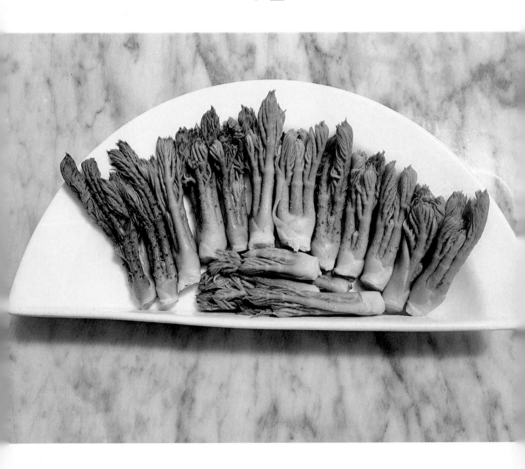

두릅은 산기슭 양지에서 자라며 독특한 향이 있어서 산나물로 먹으며 땅두릅과 나무두릅이 있다. 4~5월에 두릅나무의 정아 혹은 측아에서 새순이 난다. 두릅은 칼슘, 철분, 무기영양이 풍부하여 건강 자연식품으로 주목받고 있으며 또한 생리활성 물질이 많고 해독작용을 하는 사포닌이 풍부하게 함유되어 있으며 맛과 향이 좋아 봄나물로서 산채의 제왕이라 불리기도 한다. 또한 노폐물과 몸속 독소를 배출해 해독작용을 돕고, 비오틴(비타민 $B_7$)이 함유되어 있어 탄수화물, 단백질, 지방의 대사 작용과 에너지 생성을 도와 피로회복과 간 기능 향상에 도움을 준다.

**재료**

두릅, 고추장, 레몬즙, 조청

**만드는 법**

❶ 두릅 겉에 있는 잎은 떼어낸 후 가시가 큰 것은 살짝 긁어낸 후 제거한다.

❷ 끓는 물에 소금을 조금 넣고 물이 팔팔 끓으면 두릅을 넣고 살짝 데쳐 낸다.

❸ 데친 두릅을 찬물에 헹구어 물기를 꼭 짠 후 준비한다. 초고추장(고추장+레몬즙+조청)을 만들어 개인 취향에 맞게 먹는다.

# 머위

Butterbur

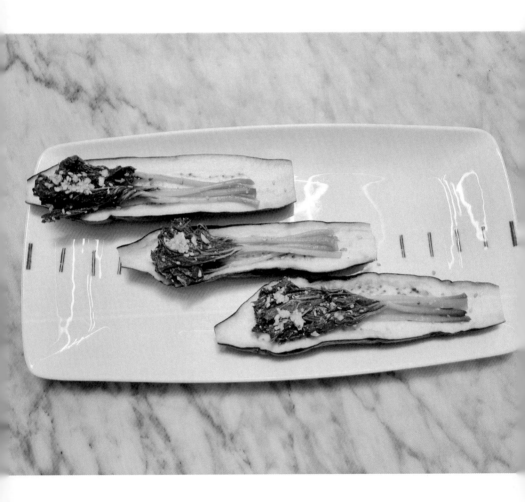

머위는 주로 야산의 습지에서 자생하며 지역에 따라 머우 또는 머구라고 불리기도 한다. 연한 잎과 줄기는 쌈 채소나 장아찌, 무침으로 먹기도 하는 채소이며 유독 성분이 있어서 살짝 데쳐서 요리하는 것을 권한다. 잎이 넓으며 쌉쌀한 맛이 나서 잎에는 항알레르기, 항염증을 제거해 주는 성분이 있다. 또한 황사와 미세먼지로부터 호흡기를 보호해 주는 대표적인 봄나물이다. 칼슘 성분이 많아 뼈 건강에 좋고, 풍부한 식이섬유는 변비 예방은 물론 다이어트에 아주 좋다. 머위의 쓴맛은 다량 함유된 폴리페놀 성분 때문인데, 끓는 물에 데치면 쓴맛도 줄어들고 열에 약한 소량의 독성물질인 페타시테닌과 후키노톡신이 없어진다.

**재료**

머위, 가지, 마늘, 깨, 조선간장

**만드는 법**

❶ 연한 머위는 소금을 조금 넣고 끓는 물에 살짝 데쳐서 준비한다.

❷ 가지는 반을 잘라서 살짝 찜해 놓는다.

❸ 찜한 가지에 마늘, 깨, 조선간장을 넣고 버무려서 내놓는다.

# 죽순

Bamboo shoot

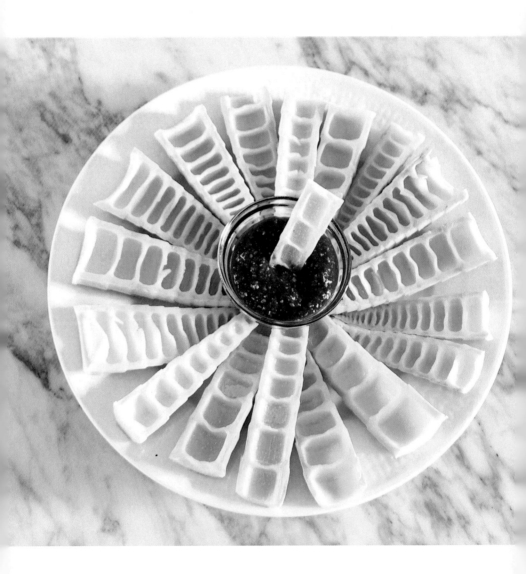

통째로 생으로 식물식

대나무의 땅속줄기에서 돋아나는 어리고 연한 싹을 지칭하는 맹종죽은 죽순을 먹는다고 하여 식용 죽 또는 죽순대라고도 불린다. 죽순은 죽질이 매우 연하여 식용으로도 쓰인다. 신선한 죽순의 질감은 촉촉하면서도 기분 좋게 아삭아삭하다. 맛은 살짝 달콤하며, 은근한 풀과 엽록소 냄새가 난다. 날것은 독성이 있어서 그냥 섭취하면 안 된다. 변비 예방, 숙취 해소, 청혈작용, 이뇨 작용, 스트레스, 불면증, 비만증 그리고 고혈압 예방 등에 효과가 있는 것으로 알려져 있다.

**재료**

어린 죽순, 고추장, 감식초, 조청, 깨

**만드는 법**

❶ 어린 죽순의 겉껍질을 벗겨낸 후 깨끗이 손질하여 반으로 갈라놓는다.

❷ 물에 소금을 쪼끔 넣은 후 팔팔 끓는 물에 데쳐낸 후 찬물에 헹구어 낸다.

❸ 죽순의 아린 맛이 싫으면 물에 조금 담갔다가 물기를 뺀 후 준비한다.

❹ 초고추장(고추장+감식초+조청+깨)을 만들어서 낸다.

# 가지

Eggplant

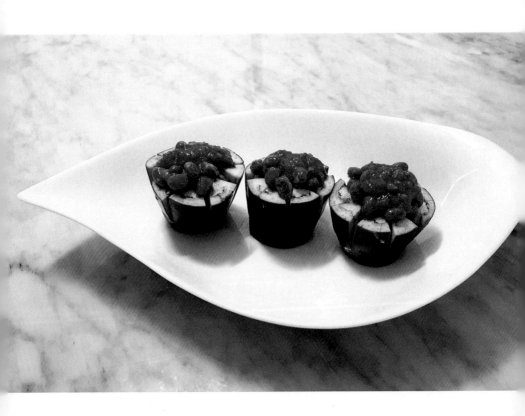

가지는 성질이 차며 맛은 달고 매우며 독은 없지만 생가지는 약간의 아린 맛이 있다. 본초강목에는 피를 맑게 하고 열독을 풀어줘서 통증을 완화하고 부기를 빼주기도 한다. 또한 열을 식히고 피를 맑게 하며 몸에 염증이 있을 때 가지의 차가운 성분이 염증을 치료해 주어 출혈이나 피부궤양, 여드름, 미백효과 등이 있다. 가지의 자줏빛 색은 안토시아닌 성분으로 혈액을 정화하며 심혈관 질환, 급성 호흡기 감염을 예방하고 섬유질은 위에서 독소와 유해 물질을 제거하고 대장암을 감소시켜 소화를 도우며 식물 폴리페놀은 세포막을 보호하고 뇌의 기억 기능을 향상하는 데 도움을 주기도 한다. 특히 발효된 가지 추출물은 세포 독성이 없으면서도 항산화, 항염증 효과를 나타낸다는 것을 알 수 있다.

**재료**

가지, 낫토, 고추장, 매실청

**만드는 법**

❶ 가지는 깨끗이 씻은 후 적당히 썰어서 칼집을 낸 후 찜기에 살짝 쪄낸다.

❷ 낫토를 준비한다.

❸ 고추장, 매실청을 잘 섞은 후 가지 위에 토핑 후 먹는다.

# 눈개승마

## Goat'S beard

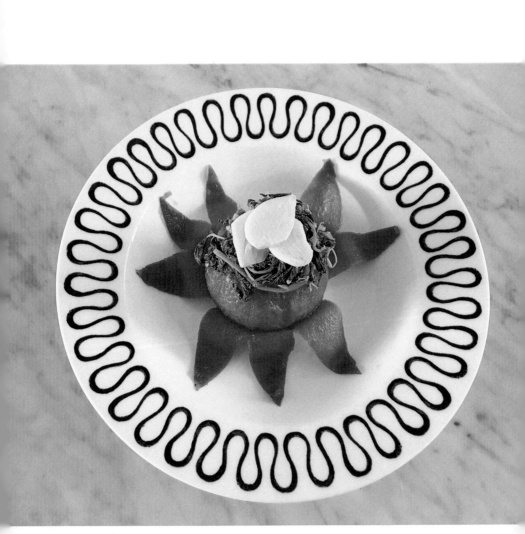

눈개승마는 성질이 차갑지도 따뜻하지도 않은 평(平)하고 달고 쓰며 독이 없다. 주로 인삼 향이 나고, 삶아내면 고기를 씹는 질감에 두릅 같은 풍미 등 세 가지 맛이 나서 삼나물이라고도 한다. 또한 사포닌을 다량 함유하고 있어 성인병 예방에 도움을 주고 다량의 무기질 및 식이섬유뿐만 아니라 생리활성성분이 함유되어 있다. 또한 체내 유해산소를 억제함으로써 면역 증진 및 항산화, 항암, 뇌신경 세포 독성에 대한 보호 효과가 있는 것을 알 수 있다.

**재료**

토마토, 눈개승마 새순, 매실청, 깨, 마늘, 조선간장

**만드는 법**

❶ 토마토는 깨끗이 씻은 후 칼집을 내어 살짝 쪄 놓는다.

❷ 눈개승마는 끓는 물에 소금을 넣고 살짝 데쳐낸 후 찬물에 헹구어 낸다.

❸ 삶은 새순(매실청+깨+조선간장)을 넣고 버무려 토마토 위에 얹어 마늘과 같이 낸다.

# 호박

Pumpkin

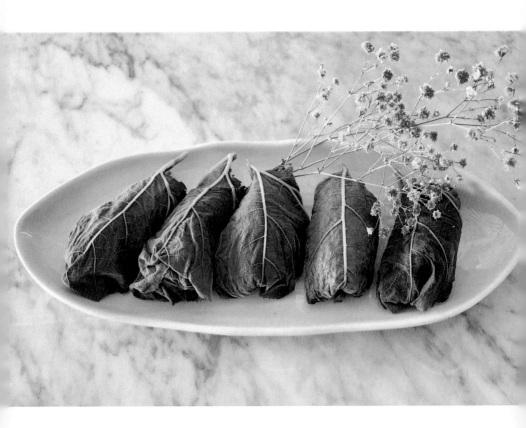

녹색을 띤 호박은 단맛이 나며 따뜻하고 독이 없다. 둥그런 형태의 조선호박, 둥근 호박, 풋호박이라고 부르기도 한다. 효능으로는 당뇨병, 이소변, 각막건조증, 신경통, 화상, 야맹증에 좋다. 노란 늙은 호박은 비타민 A인 카로틴이 풍부하게 함유되어 있고 위점막을 보호해 주어 속이 아플 때도 효과가 좋고 부기 빼주는 데도 좋으며 기를 북돋아 주기도 한다. 또한 베타카로틴이 풍부해 항산화 작용, 피로 해소, 면역력 향상에 도움이 된다.

### 재료

조선호박, 호박잎, 조선간장, 현미 쌀, 보리쌀, 찰수수, 차조, 팥

### 만드는 법

❶ 조선호박은 잘게 다져서 살짝 찐 후 조선간장에 버무려 놓는다.

❷ 연한 호박잎은 불순물을 제거한 후 찜기 쪄낸다.

❸ 현미 쌀+보리쌀+찰수수+차조+팥으로 밥을 지어 놓는다.

❹ 3번에 1번을 넣고 버무린 후 연한 호박잎에 먹기 좋게 돌돌 말아 놓는다.

# 표고버섯

Shiitake mushroom

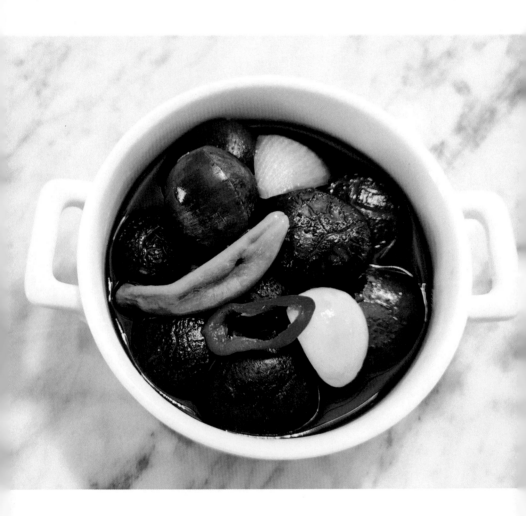

표고는 향이 나는 버섯을 말하며 송이과에 속하는 버섯이다. 생 표고의 레티난(lentinan)은 면역력을 높여주고 암 발생을 억제하며, 건표고는 수분 함량이 낮으므로 영양소가 더 농축되어 있어 비타민 D가 풍부하여 뼈 건강에 좋다. 효능으로는 간 건강에 도움을 주며 향미와 영양이 모두 좋아 감칠맛이 나며 세포보호 효과, 항염증, 항산화가 있다. 또한 채수를 내릴 때도 많이 쓰이고 있다.

**재료**

생표고버섯, 다시마, 생밤, 조선간장, 양파, 마늘, 홍고추, 파란 고추

**만드는 법**

❶ 생표고버섯을 깨끗이 씻은 후 물기를 제거해 준비한다.

❷ 물 1/3과 다시마와 생밤을 넣고 먼저 끓인다.

❸ 우러난 물에 조선간장을 조금 넣고 다시 끓인다.

❹ 마지막에 마늘, 홍고추, 파란 고추 넣고 한소끔 끓인 후 식혀 놓은 후 내놓는다.

# 팥

Adzuki beans

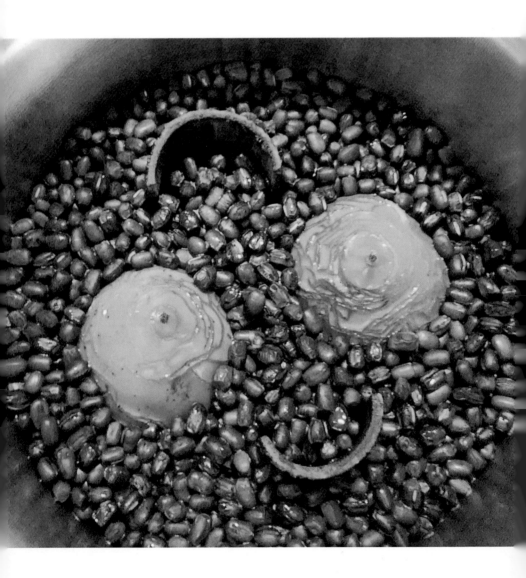

팥은 차지도 따뜻하지도 않고 맛이 달면서 약간 시고 독이 없으며, 살찐 사람이 먹으면 몸이 가벼워지고 반대로 야윈 사람이 먹으면 튼튼해지기도 한다. 팥은 노폐물 배출 및 부종을 없애 이뇨 효과 및 변비 해소로 다이어트에도 좋다. 또한 혈액 순환 개선, 피로 해소, 기억력 증진에 효능이 있다. 팥에는 거품이 나는 사포닌 특유의 떫은맛을 제거해야 단맛이 난다. 처음 끓는 팥물은 버린 후 감과 계피를 넣고 삶으면 팥의 떫은맛을 잡아주고 담백한 맛을 낸다. 또한 소금을 조금 넣어 주면 팥의 다양한 영양성분을 더 좋게 하기도 한다. 팥의 붉은색은 인토시아닌 성분으로 수용성이며 물에 쉽게 녹는다. 또한 성분에는 단백질의 글리시닌과 지방질 함량이 낮고 탄수화물이 높은 두류로 전분으로 이루어져 있어 팥앙금으로 적합하다.

**재료**

붉은 팥, 감, 계피, 소금

**만드는 법**

❶ 팥은 껍질이 딱딱해서 불어나지 않기 때문에 바로 물을 붓고 삶으면 된다.

❷ 처음 삶은 물은 버린 후 찬물에 헹군다.

❸ 다시 팥에 물을 붓고 삶은 후 감과 계피, 소금을 넣은 후 은근히 졸인다.

# 배추

Cabbage

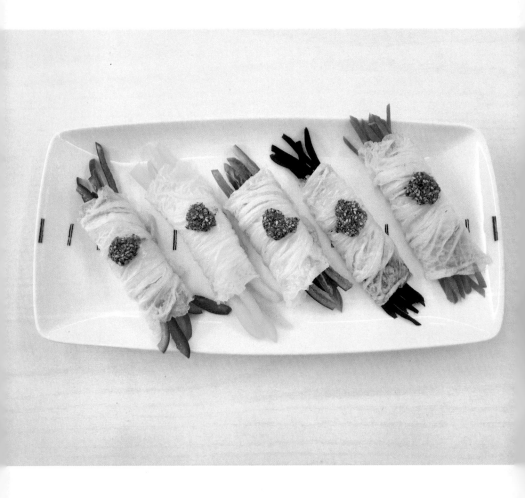

통째로 생으로 식물식

동의보감에 기록된 채소류의 배추는 서늘한 성질로 단맛을 내며 소화 작용을 돕고 수분 함량도 많고 비타민 C 등 영양소가 풍부하게 함유되어 있으며, 특히 섬유질이 풍부한 채소로 변비에 좋고, 비타민과 무기질이 풍부하여 감기 예방과 면역력 향상에도 효과가 있다. 또한 비타민 C는 열 및 나트륨에 의한 손실률이 낮아 국을 끓이거나 김치를 담갔을 때도 그대로 유지가 되며 임원십육지에 기록된 채소류의 부작용으로는 본초강목에 따르면 기가 허하고 위가 찬 사람이 많이 먹으면 심장에 좋지 않고 거품을 토한다고 했다.

## 재료

알배기 배추, 피망(빨강, 노랑, 녹색), 비트, 당근, 레몬, 깨, 조선간장

## 만드는 법

❶ 알배기 배추는 소금에 살짝 절인 후 찜기에 쪄 놓는다.

❷ 피망은 채를 썰어 놓은 후 비트, 당근은 살짝 쪄 놓는다.

❸ 물기 뺀 배추를 깔고서 각종 야채를 돌돌 말아 놓는다.

❹ 레몬+깨+조선간장을 되직하게 양념장을 만들어서 먹기 직전에 올려놓는다.

# 무

Radish

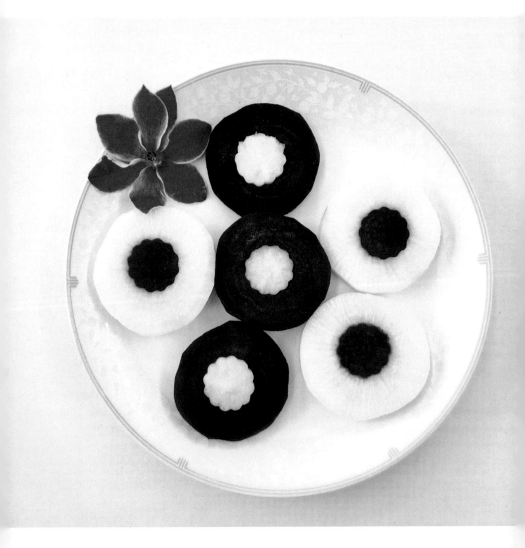

통째로 생으로 식물식

동의보감에 기록된 채소류의 무는 따뜻한 성질로 매운맛을 내며 소화 작용을 돕고 비타민 C가 풍부하며 해독해 주는 작용으로 밀가루 음식인 국수와 함께 먹으면 좋다. 또한 윗부분의 초록색은 단맛이 많아 생채나 나물 초절임에 적합하고 뿌리 부분의 흰색은 단단하고 매운맛이 강해서 국, 탕, 찌개, 조림 등에 적합하다. 임원십육지에 기록된 채소류 부작용의 석씨식감본초의 참고 문헌에 따르면 많이 먹으면 다리의 기운이 빠지고 날로 먹으면 피가 새어 나오고, 속이 말할 수 없이 거북하다 했다.

### 재료

무, 비트, 구운 소금, 조청

### 만드는 법

❶ 무는 깨끗이 손질하여 동그랗게 자른 후 구운 소금으로 밑간을 살짝 한다.

❷ 비트도 역시 1번과 같게 준비한다.

❸ 소금에 살짝 절인 무와 비트를 찜기에 살짝 쪄서 조청을 조금 발라서 내놓는다.

# 단호박

Sweet pumpkin

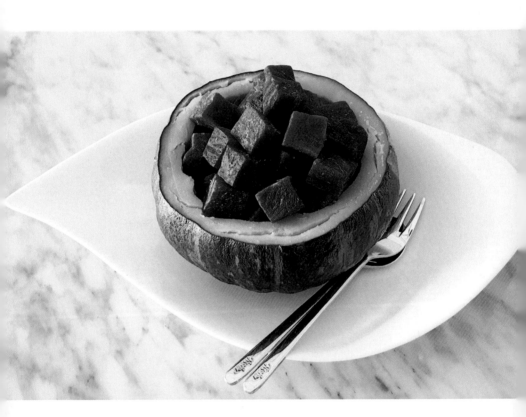

단호박은 암녹색이며 작고 둥글어 단맛을 낸다. 무기질의 함량은 칼륨, 인 순으로 높아 항산화 효과가 뛰어나며 높은 당도에 비해 칼로리가 낮고 포만감이 높아 다이어트에 제격인 채소이며, 식이섬유가 풍부해서 장 건강에도 도움을 준다. 또한 베타카로틴이 많아서 암, 동맥경화, 관절염, 백내장 등과 같은 성인병을 예방할 수 있다.

## 재료

단호박, 비트, 구운 소금

## 만드는 법

❶ 잘 익은 단호박을 준비하여 속의 내용물을 빼낸 후 찜기에 쩌서 놓는다.

❷ 생 비트는 껍질을 벗긴 후 깍둑썰기하여 소금에 살짝 절인 후 찜기에 쩌 놓는다.

❸ 호박과 비트는 살짝 뜨거울 때 드시는 게 더욱더 맛을 증대시킨다.

# 도토리

Acorns

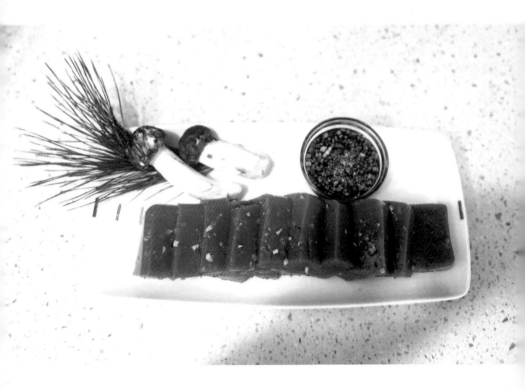

도토리는 성질은 따뜻하고 맛은 쓰며 떫고 독이 없으며, 참나무과에 속하는 나무 열매로 옛날에는 구황식물로 위와 장을 강화하여 보신 작용에 탁월한 효과가 있고 저칼로리 식품으로 각종 노화 억제 효과가 있으며, 갈산(gallic acid)이 있어 염증을 조절하고, 탄닌(tannin) 등을 함유하고 있어 떫은맛을 내며 중금속 배출 및 항산화성이 높은 식품이다. 또한 설사를 멎게 하는 효능이 있다.

### 재료

송이, 도토리 가루 100%, 조선간장, 마늘, 참깨, 홍고추, 파란 고추

### 만드는 법

❶ 도토리 가루는 찬물에 풀어 놓는다. 이때 물양을 잘 조절해야 한다.

❷ 송이는 잘게 찢어서 다져 놓는다.

❸ 냄비에 물을 조금 넣고 끓인 후 풀어놓은 도토리 가루를 넣어 주면서 잘 저어 준다.

❹ 다 끓은 후 송이를 넣고 약간의 뜸을 들인 후 틀에 부어 놓으면 송이 묵이 된다.

❺ 먹기 좋게 썬 후 조선간장+마늘+참깨+홍고추+파란 고추를 넣고 양념장을 만든다.

❻ 보기 좋게 송이 묵을 썰어서 양념장을 곁들여 낸다.

# 메밀

Buck wheat

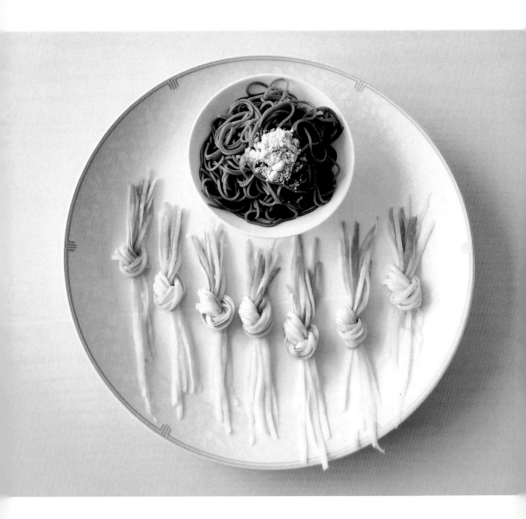

메밀은 모가 난 밀이라 해서 모밀, 메밀이라고도 하며, '산에서 나는 밀이다'라는 뜻이 있다. 맛은 달고, 시큼하고 서늘하며 독이 없다. 메밀은 전분이 많아서 소화되기 쉽지 않지만, 메밀국수로 먹을 때에는 식초, 겨자, 무김치를 곁들여 먹으면 훨씬 소화가 잘되며, 또한 천연 항산화제로 단백질의 질이 우수하며 혈압을 낮추는 작용이 있는 루틴이 들어 있기도 하다.

### 재료

메밀국수 100%, 구운 소금, 생강가루 100%, 무, 조선간장, 레몬, 다시마, 조청

### 만드는 법

❶ 무는 깨끗이 씻어서 채를 썬 후 구운 소금으로 살짝 밑간해 놓는다.

❷ 메밀을 삶아 찬물에 헹구어 준비해 놓는다.

❸ 다시마는 물에 담가서 우려 놓는다.

❹ 조선간장+레몬+다시마국물+조청을 넣어서 양념장을 만들어 놓는다.

❺ 절인 무와 삶은 메밀국수에 생강을 뿌린 후 양념장을 찍어서 함께 먹는다.

# 연자육

Nelumbinis semen

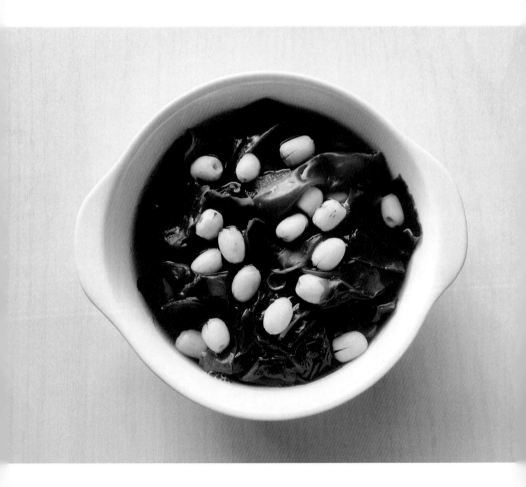

통째로 생으로 식물식

연자육은 연꽃의 씨앗 또는 연밥이라고도 부른다. 연자육은 오래전부터 뇌와 건강에 좋다고 알려진 식품이며 미용에도 탁월하다. 연자육 미역국은 담백한 채식 국물 요리 식단으로 좋다. 고소한 연자육은 해열에도 좋을 뿐만 아니라 불면증 치료에도 좋다고 한다.

## 재료

연자, 불린 미역, 조선간장

## 만드는 법

❶ 미역을 따뜻한 물에 불린다.

❷ 연자도 깨끗이 씻어 놓는다.

❸ 1과 2를 넣고 끓인 후 물이 반 정도 되면 조선간장으로 싱겁게 간을 한다.

# 우엉

Burdock

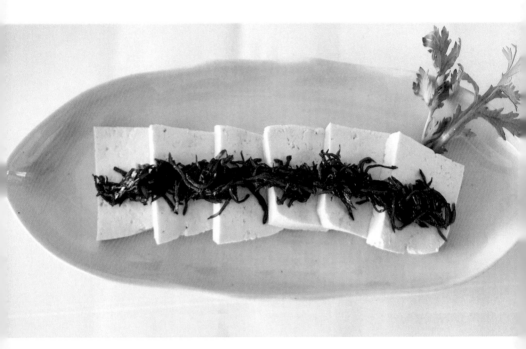

우엉은 소들이 잘 먹는다 해서 오늘날 우엉으로 변화되었다. 탄수화물, 조단백질이 풍부하게 함유되어 있으며, 두부와 먹을 시 두부는 단백질 덩어리이다. 대체로 소화가 잘되는 사람은 문제가 없는데 잘 안되는 사람은 우엉조림을 곁들여서 먹으면 속이 편하고 좋다. 저칼로리 식품으로 항산화, 항염증, 두통, 감기, 다이어트, 이뇨 작용 등이 있다.

## 재료

대두, 우엉, 조선간장, 조청, 쑥갓

## 만드는 법

❶ 대두를 불린 후 수제 두부 만든 것을 끓는 물에 살짝 데쳐서 준비한다.

❷ 우엉은 얇게 채를 썬 후 조선간장과 조청을 넣고 살짝 볶아서 준비한다.

❸ 따뜻한 두부는 물기를 뺀 후 조림한 우엉을 위에 곁들여 낸다.

# 연근

Lotus root

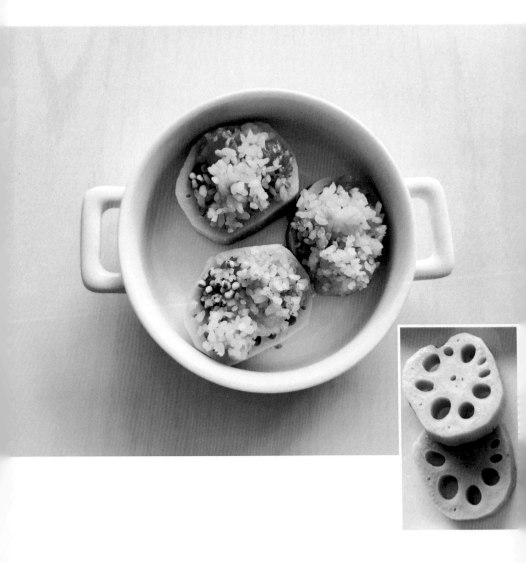

통째로 생으로 식물식

진흙 속의 보물인 연근을 연우(蓮藕)라고도 한다. 성질은 따뜻하고 맛은 달며 독이 없다고 알려져 있다. 진흙 속의 땅속줄기는 마디가 있고 희고 가늘며, 가을에 비대해져서 연근이 된다. 연근을 자르면 가는 실 같은 게 이어져 나온다. 연근은 쓴맛이 강해서 좋아하지 않으면 물에 담갔다가 사용해도 좋으며, 식이섬유와 비타민을 골고루 포함한 건강 식재료이다. 가늘고 긴 수연근보다 굵고 짧은 암연근이 수분이 많고 섬유질이 적어 맛이 좋다. 연근은 껍질을 흙만 살짝 털어낸 후 겉껍질을 되도록 그대로 사용하는 것이 좋다. 효능에는 빈혈 예방, 지혈 작용, 혈당 조절, 위점막 보호, 염증 완화, 심혈관 예방, 피부미용, 소화를 돕는 기능이 있다.

**재료**

연근, 파이토케미칼쌀, 구운 소금

**만드는 법**

❶ 연근 껍질을 벗긴 후 먹기 좋게 썬 후 소금간을 해 놓는다.

❷ 불린 쌀을 쪄 놓은 후 연근 위에 찐 밥을 위에 얹어 내놓는다.

# 감자

Potato

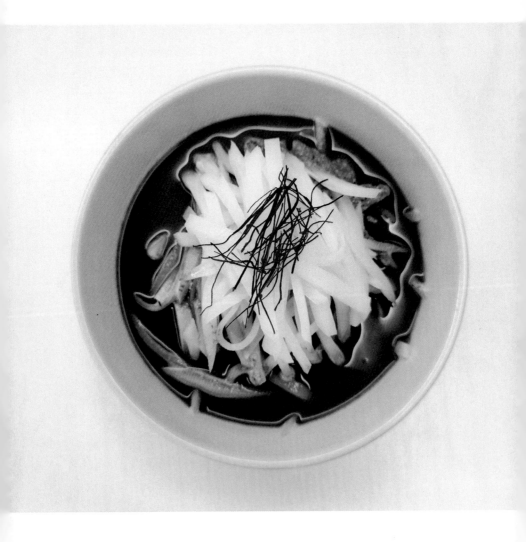

땅속의 사과라 불리는 감자는 서류로서 덩이줄기나 덩이뿌리를 이용하는 작물을 말한다. 당분은 적으나 단백질이 고구마보다 많다. 주성분은 녹말이며 알칼리성 식품이다. 비타민 C가 함유되어 있다. 감자에는 솔라닌 알칼로이드 성분이 함유되어 있어 아린 맛이 있다. 햇볕에 쬐면 솔라닌 함량이 높아져, 섭취 시 식중독으로 인한 두통, 복통을 유발하므로 싹이 튼 감자는 먹지 말아야 한다. 효능에는 피부미용, 기미, 잡티 제거, 소화력 향상, 심혈관 질환, 고혈압, 항산화, 항암, 항염 성분들이 들어 있어 있다.

**재료**

감자, 서리태 콩, 구운 소금, 실고추

**만드는 법**

❶ 감자는 껍질을 벗긴 후 채 썰어서 구운 소금을 조금 넣고 물에 담가 놓는다.

❷ 삶은 서리태 콩은 갈아서 준비한다.

❸ 채 썬 감자를 끓는 물에 살짝 데친 후 찬물에 헹구어 물기를 뺀다.

❹ 건져낸 감자채를 서리태 콩물과 함께 실고추를 얹어 내놓는다.

# 포두부

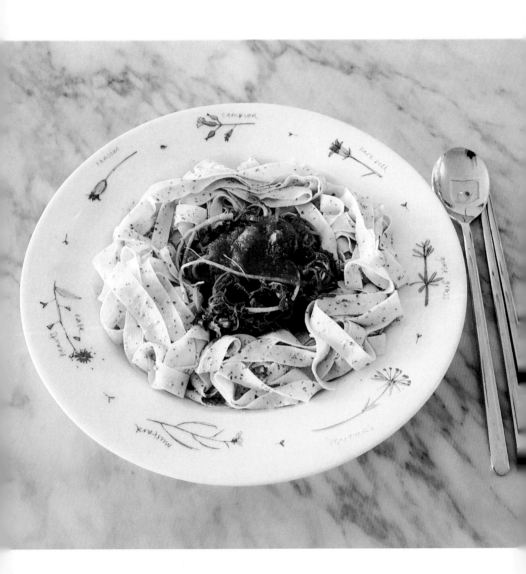

포두부(布豆腐)는 콩을 곱게 갈아서 간수를 넣은 후 얇게 압착해서 만든 두부이기 때문에 수분이 거의 없다. 포두부는 다이어트 식품으로 주목받고 있으며 씹을수록 고소하다. 끓는 물에 살짝 데쳐서 드시면 한결 부드럽다. 적은 양이지만 압착 두부라서 단백질, 칼슘 등이 많이 포함되어 있다. 콩을 두부로 먹을 시에는 소화율이 높아서 남녀노소 할 것 없이 부담 없이 즐길 수 있는 좋은 식품이다.

**재료**

포두부, 냉이, 들깻가루, 고추장, 참깨, 감식초

**만드는 법**

❶ 포두부는 끓는 물에 살짝 데쳐서 물기를 뺀 후 준비한다.

❷ 냉이는 다듬어서 끓는 물에 소금을 조금 넣고 살짝 데친 후 찬물에 헹구어 준비한다.

❸ 포두부는 들깻가루에 묻혀서 준비한다.

❹ 1과 2, 3을 준비한 후 고추장+참깨+감식초를 넣고 양념장을 만들어서 위에 토핑 후 낸다.

# 고구마

Sweet potato

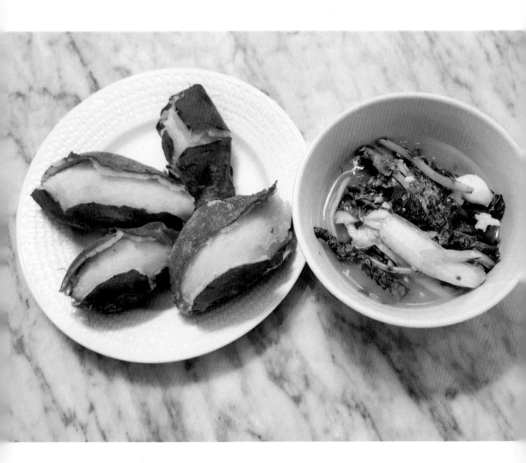

고구마는 뿌리채소로 녹말이 많고 단맛이 나고 성질은 평하며, 독은 없고 탄수화물이 많은 식품으로 주식으로도 쓰인다. 또한 비타민 C, 비타민 E, 칼륨, 티아민, 철분 등이 풍부하게 들어있으며 섬유질이 풍부하여 다이어트에 효과적이며 변비 예방, 고혈압, 항암 작용에도 도움을 준다. 식이섬유가 많고 알라핀이라는 성분이 장운동을 촉진해 변비와 다이어트에 좋다.

**재료**

고구마, 단배추, 열무, 고춧가루, 마늘, 쪽파, 찹쌀 풀, 구운 소금

**만드는 법**

❶ 생고구마는 찜기 쪄서 놓은 후 단배추, 열무는 씻어서 구운 소금에 절여 놓는다

❷ 찹쌀 풀을 쑤어서 농도에 맞게 준비한다.

❸ 절인 단배추, 열무를 고춧가루, 마늘, 쪽파, 찹쌀 풀을 넣은 후 버무려서 익힌 열무 김치를 곁들여 낸다.

# 수수

Sorghum

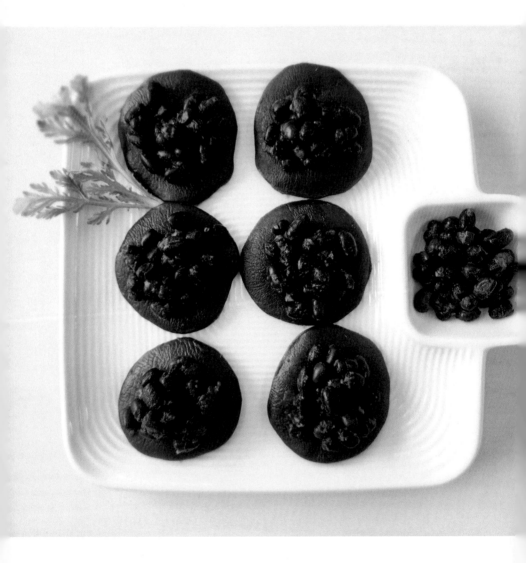

따뜻한 성질을 가진 붉은색의 찰수수는 소화가 더 잘 된다. 또한 암 위험 감소, 비만 억제, 심혈관 건강 촉진, 항산화 등이 있으며 풍부하게 함유된 철, 인과 같은 무기질 등이 단백질 생성을 촉진하는 작용을 해 피부 미용에 도움 주며, 수용성 식이섬유가 풍부해 혈중 콜레스테롤 억제 및 노폐물을 제거해 주고, 프로 안토시아니딘이라는 성분이 방광의 면역 기능을 강화하고 염증을 완화하여 준다.

**재료**

붉은 팥, 붉은 수수, 감, 계피, 구운 소금, 조청

**만드는 법**

❶ 팥은 씻어서 넣고 첫 번째 팔팔 끓인 물은 버린 후 감, 계피를 넣고 은근히 졸인다.

❷ 붉은 수수는 불려서 빻은 후 소금을 조금 넣고 동그랗게 반죽하여 모양을 만든다.

❸ 찜기에 수수를 놓은 후 팥 삶은 것을 위에 올린 후 다시 쪄낸다.

❹ 기호에 맞게 팥 위에 토핑으로 조청을 살짝 뿌린 후 먹는다.

# 참고 문헌

- 강현우. (2014). 메밀 추출물의 항산화 및 항염증 효능. Culinary Science & Hospitality Research, 20(6), 190-199.

- 김영일, & 최일주. (2022). 위암 검진사업 현황. 대한의사협회지, 65(5), 250-257.

- 김미향, 이우문, 이희주, 박동금, 이명희, & 윤선주. (2012). 단호박의 품종에 따른 과육 및 착즙액의 품질 특성. 한국식품저장유통학회지, 19(5), 672-680.

- 이시카와 다카시 저자(글), 장은정 번역, 김홍배 감수. (2022), 인체 생리학 교과서, 보누스.

- 대한혈액학회. (2018). 혈액학. 범문에듀케이션.

- 변기원 외. (2021). 영양소 대사의 이해를 돕는 고급 영양학 3판. 교문사.

- Stuart Ira Fox 저자(글), 박인국 번역. (2020). 생리학 15판. 라이프사이언스.

- 양효준. (2023). 위암과 위 미생물무리. 대한소화기학회지, 81(6), 235-242.

- 식품안전나라, https://www.foodsafetykorea.go.kr/main.do, (2023). 건강·영향, 환경 호르몬.

- 식품의약품 안전처, 2023. www.mfds.go.kr.

- 서지애, 신한나, 박윤미, & 이욱. (2022). 두릅나무 전정에 따른 연차별 새순 생산성 비교. 한국산림과학회지 (구 한국임학회지), 111(4), 644-650.

- 엄현주, 신현영, 정유영, 권누리, 김기현, 김인재, & 유광원. (2021). 머위 (Petasites japonicus) 의 영양성분 및 추출물을 이용한 생리활성. 한국식품저장유통학회지, 28(7), 915-925.

- 정의선, 이기훈, 김진석, 박영수, 권세환, 황권택, & 김선오. (2019). 죽순피 추출물의 이화학적 특성과 수분 보유력에 대한 연구. 한국키틴키토산학회지, 24(3), 153-164.

- Sharma, M., & Kaushik, P.(2021). 가지 과일의 생화학적 구성: 검토. 응용과학 , 11 (15), 7078.

- 이범천, & 김희숙. (2021). Leuconostoc mesenteroides KD20 로 발효된 가지추출물의 항산화 및 항염증 효과. 한국미용학회지, 27(5), 1278-1285.

- 이예빈, & 육홍선. (2023). 눈개승마 발효추출물의 이화학적 특성 및 항균 활성. 한국식품영양과학회지, 52(10), 1065-1073.

- 이정임, 오정환, 박소영, 김혜란, 정경임, 전병진, ... & 공창숙. (2020). 피부각질형성세포에서 표고버섯 물 추출물의 피부노화 억제 효과. 생명과학회지, 30(10), 877-885.

- 송석보, 서혜인, 고지연, 이재생, 강종래, 오병근, ... & 우관식. (2011). 품종에 따른 팥 앙금의 품질 특성. 한국식품영양과학회지, 40(8), 1121-1127.

- 차경희, 송윤진, & 이효지. (2006). 채소류의 기미론(氣味論) 연구-[임원십육지][정조지] 중〈식감촬요〉 와 [동의보감][탕액편] 를 중심으로. 한국식품조리과학회지, 22(5), 690-701.

- 통계청(2023). 보도자료. 2022 생명표.

- Awika, J. M., Yang, L., Browning, J. D., & Faraj, A. (2009). Comparative antioxidant, antiproliferative and phase II enzyme inducing potential of sorghum (Sorghum bicolor) varieties. *LWT-Food Science and Technology*, 42(6), 1041-1046.

- wisevoter, 2023. WHO 글로벌 기대 수명

- Hong, S., Won, Y. J., Lee, J. J., Jung, K. W., Kong, H. J., Im, J. S., & Seo, H. G. (2021). Cancer statistics in Korea: incidence, mortality, survival, and prevalence in 2018. *Cancer Research and Treatment: Official Journal of Korean Cancer Association*, 53(2), 301-315.

- Ministry of Health and Welfare. National Cancer Screening Program guide 2021 [Internet]. Sejong: Ministry of Health and Welfare. 2021 [cited 2022 Mar 14]. Available from: http://www.mohw.go.kr/react/gm/sgm0701vw.jsp?PAR_MENU_ID=13&MENU_ID=1304080401&CONT_SEQ=368885

- Korea Central Cancer Registry. Annual report of cancer statistics in Korea in 2018 [Internet]. Goyang: Korea Central Cancer Registry. 2021 [cited 2022 Mar 14]. Available from: https://ncc.re.kr/cancerStatsView.ncc?

- bbsnum=558&searchKey=total&searchValue=&pageNum=1

- Korea Central Cancer Registry. Annual report of cancer statistics in Korea in 2019 [Internet]. Goyang: Korea Central Cancer Registry. 2021 [cited 2022 Mar 14]. Available from: https://ncc.re.kr/cancerStatsView.ncc?

- bbsnum=578&searchKey=total&searchValue=&pageNum=1

제4장

# 노화와
# 뇌 질환에
# 맞서는
# 운동의 힘

# 1

## 노화와 운동의
## 원리

～～～～～～～～～～～～～～～～～～～～～～～～～～～～～～～～～～～～～

노화와
운동

이 파트에서는 노화와 퇴행성 뇌 질환, 특히 치매에 대한 운동의 효
능에 주목한다. 최근의 연구 결과를 기반으로, 이 파트는 운동이 뇌와
신체에 미치는 긍정적인 영향과 함께, 자연과의 조화를 통해 건강을
증진하는 방법을 탐구한다. 한국 사회에서 고령인구가 지속해서 증가
하고 있다. 우리나라는 2022년 현재 65세 이상 인구 비중이 약 18%로
고령사회이며, 오는 2025년 20%로 초고령 사회로 진입할 것으로 예상
된다.

노화는 신체 구성 요소들의 큰 변화를 불러오며, 노화가 진행되면
근력의 손실과 함께 체지방과 내장지방이 증가하게 되고 신체 각 요소
와 기관의 기능이 저하된다. 노화는 신체활동 수준의 감소, 내분비 기

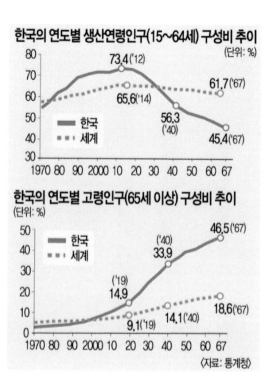

한국의 연도별 생산연령인구(15~64세) 구성비 추이

한국의 연도별 고령인구(65세 이상) 구성비 추이

〈자료: 통계청〉

능의 변화, 인슐린 저항성 증가와 함께 인체에서의 단백질 요구량을 증가시켜 인슐린 저항성과 대사증후군, 동맥경화와 심혈관 질환, 신장 부담, 염증 및 산화 스트레스 증가, 근육 감소 및 골다공증 등을 유발하여 만성질환의 발생 위험이 커질 수 있다.

노화는 다양한 생물학적, 생리학적, 분자생물학적 변화를 일으킴으로써 인지기능 저하와 뇌 질환 요인들의 증가를 유발할 수 있다.

**뇌세포 손상 및 세포 사멸:** 노화는 뇌세포의 손상을 증가시키고 세포 사멸을 유발할 수 있다. 이는 뇌 부분적인 크기 감소와 뉴런의 감소로 이어져 인지기능의 저하를 초래할 수 있다.

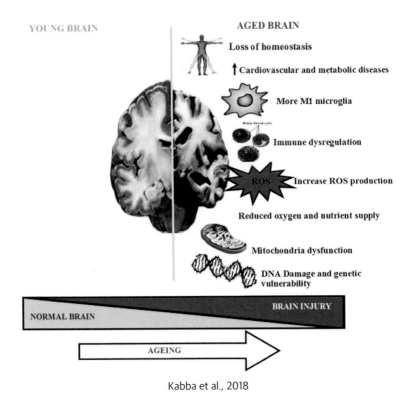

Kabba et al., 2018

## 염증과 면역 시스템의 과도한 반응

　노화는 염증의 증가와 면역 시스템의 과도한 반응을 유발할 수 있다. 만성적인 염증은 뇌에 부정적인 영향을 미칠 수 있으며, 뇌 질환의 발생 가능성을 높일 수 있다. 노화는 흔하고 복잡하며 자연스러운 현상이다. 노화 연구는 1939년에 칼로리 섭취를 제한하면 생쥐와 쥐 모두의 수명이 연장될 수 있다는 관찰로 시작되었다. 유해한 염증과 면역력 약화의 관점에서 노화를 더 설명하기 위해 염증 현상이 면역 노화에 대한 진화적 관점으로 도입되었다. 염증은 체내 염증 수준의 증가로 인한 낮은 등급의 만성 손상이다. 나중에 염증은 노화의 특징으로 간주되었다. 한편 염증은 면역체계를 손상시켜 노화 중에 면역 노화를 일으킬 수도 있다는 점을 언급할 가치가 있다. 예를 들어, 연구에 따르면 여성은 남성보다 오래 살았으며, 노인 남성은 염증 관련 모듈의 활동이 더 높았다. 또한, 100세 이상 노인들은 더 강력한 항염증 능력을 갖추고 있는 것으로 밝혀졌으며, 이는 염증과 면역력이 노화 과정에 상당한 영향을 미칠 수 있음을 시사한다. 노화의 복잡성을 고려할 때 여러 관점 연구가 중요하다. 세포 노화의 과정과 축적은 유기체의 장기 손상과 질병의 발달에 크게 기여한다. 장기 및 유기체의 노화는 염증 반응의 발생을 동반하는 경우가 많으며, 염증 관련 분자 패턴이 세포 노화를 촉진하고, 이는 다시 염증을 심화시켜 악순환을 형성하게 된다.

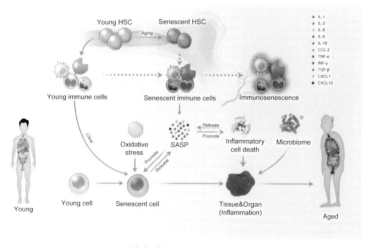

노화와 염증(Li et al., 2023)

# 산화 스트레스

노화는 활성산소(Reactive Oxygen Species, ROS)를 증가시켜 세포 손상을 유발하고 뇌 기능에 부정적인 영향을 미칠 수 있다. 활성산소는 음식으로부터 필요한 에너지를 얻기 위한 체내 대사 과정에서 필연적으로 생성되며, 이렇게 생성된 활성산소가 인체의 세포, 조직, DNA를 지속적으로 손상해 신체 노화 및 각종 질병이 발생하게 된다. 노화와 활성산소 간의 관계는 복잡하게 얽혀 있다. 활성산소는 세포 내에서 자연적으로 발생하며 산소를 이용한 대사 과정 중에 생성된다. 이는 불완전하게 활성화된 산소 분자로, 세포 내에서 일종의 부산물로 생기는데, 주로 수소 종류인 수소과 산소의 조합체로 구성되어 있다. 주로 수소 종류인 수산화물이며, 수소과 산소의 조합체로 구성되어 있다. 노화 과정에서 활성산소는 세포 내의 DNA, 단백질, 지질 등을 손상할 수 있다. 이는 세포의 구조 및 기능에 영향을 미치며, 노화의 핵심적인 메커니즘 중 하나로 간주된다. 활성산소는 산화 스트레스를 유발하며, 이는 세포 손상과 세포 사멸을 촉진한다. 산화 스트레스로 인해 세포 손상은 다음과 같은 영향을 미칠 수 있다.

- **DNA 손상:** DNA에 직접 손상을 일으킬 수 있으며, DNA 손상은 세포의 복제 및 수리 메커니즘을 방해하고 변이를 촉진할 수 있다.

- **세포 내 단백질에 손상:** 단백질의 제대로 된 기능 수행을 방해하고 세포 구조의 변형을 초래할 수 있다.

- **세포막의 지질을 산화:** 세포막의 투과성을 변경하고 세포의 안정성을 저하한다.

노화와 활성산소는 서로 연결되어 있으며, 지속적이고 과도한 활성산소 생성은 노화를 가속할 수 있다. 노화를 늦추고 세포를 보호하기 위해서는 항산화 작용을 하는 물질이나 효과적인 산화 스트레스 관리가 필요하다. 이는 건강한 식습관, 적절한 운동, 적당한 휴식 등이 포함될 수 있다. 노화로 인한 활성산소의 증가는 산화 스트레스를 유발하며, 이는 세포 손상과 퇴행성 뇌 질환 등 다양한 건강 문제에 영향을 미칠 수 있다. 산화 스트레스는 활성산소가 세포 내의 DNA, 단백질, 지질과 상호 작용하면서 발생하며, 이는 다양한 병리학적 변화를 초래할 수 있다.

퇴행성 뇌 질환과 관련하여 산화 스트레스는 다음과 같은 영향을 미칠 수 있다.

- **뇌세포 손상:** 뇌세포의 DNA, 단백질, 지질을 손상할 수 있다. 이는 뇌세포의 기능 저하와 세포 사멸을 유발할 수 있다.

- **염증 촉진:** 활성산소는 염증 반응을 촉진할 수 있다. 만성적이고 과도한 염증은 뇌 조직에 손상을 줄 수 있으며, 이는 퇴행성 뇌 질환의 발생과 진행에 기여할 수 있다.

- **항산화 방어 작용 저하:** 노화로 인한 산화 스트레스는 항산화 방어 작용을 약화시킬 수 있다. 항산화 작용을 하는 물질이나 효과

적인 산화 스트레스 관리가 부족하면 세포는 노화와 관련된 손상을 더 어렵게 대처할 수 있다.

- **신경전달물질 이상:** 산화 스트레스는 신경전달물질의 이상을 초래할 수 있다. 이는 뇌의 신호 전달에 영향을 미치며, 퇴행성 뇌 질환의 증상을 악화시킬 수 있다.

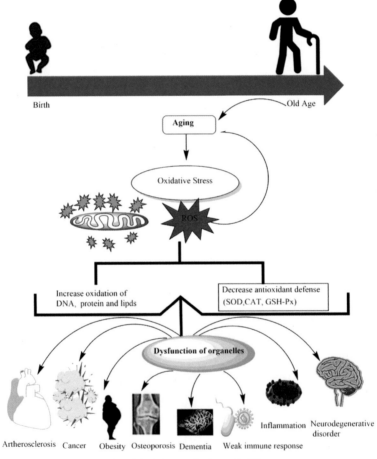

노화 및 연령 관련 장애에서 산화 스트레스/ROS의 역할(Mumtaz et al., 2021)

따라서, 노화로 인한 활성산소의 증가는 산화 스트레스를 증가시키고, 이는 다양한 뇌 질환의 발생과 진행에 기여할 수 있다. 이에 대한 예방적이고 관리적인 접근이 필요하며, 건강한 생활 습관과 항산화 작용을 하는 식품 섭취, 적절한 운동 등이 이에 도움이 될 수 있다.

## 뇌혈관의 변화

노화는 뇌혈관의 구조와 기능에 다양한 변화를 일으킬 수 있다. 이러한 노화로 인한 뇌혈관 변화는 주로 혈관의 경화, 혈관 벽의 두께 변화, 혈관 내 증식, 혈관 내 혈액 흐름 변화 등으로 나타납니다. 이로 인한 혈관 노화는 연령 관련 혈관 질환의 가장 큰 병리학적 특징을 구성하며 동맥 및 모세혈관 경직, 내피 기능 장애, 활성 산소종의 생성, 만성 염증, 죽상 동맥경화증 등의 특징이 나타날 수 있다.

- **혈관 경화(Arteriosclerosis):** 혈관 벽의 유연성이 감소하고 경화가 발생하는 것이 일반적이다. 이에 따라 혈관이 더 튼튼해지고 탄력이 줄어들어 혈압이 올라갈 수 있다. 혈관 경화는 뇌혈관에서도 발생할 수 있으며, 이는 뇌졸중 및 혈관 질환의 위험을 증가시킬 수 있다.

- **혈관 벽 두께 변화:** 노화로 인해 혈관 벽의 두께가 변할 수 있다. 이에 따라 혈관 내부의 공간이 좁아져 혈액 흐름이 제한될 수 있다.

- **혈관 내 증식(Hyperplasia) 및 혈관 내 석회화:** 혈관 내부에서 세포 증식이나 석회화가 발생할 수 있다. 이는 혈관의 내부 공간을 좁게 만들고 혈액 흐름을 방해할 수 있다.

- **혈액 응고의 위험 증가:** 노화로 인해 혈관 벽에 손상이 생기면 혈액 응고의 위험이 증가할 수 있다. 혈액 응고가 발생하면 혈관을 막아 혈액 흐름이 일시적으로 또는 영구적으로 차단될 수 있다.

- **혈액 흐름 변화:** 노화로 인해 혈관 내부의 혈액 흐름이 변할 수 있다. 혈액이 더 느리게 흐르거나, 혈류의 방향이 바뀔 수 있다.

이러한 노화로 인한 뇌혈관의 변화는 뇌졸중, 혈관 질환, 치매 등과 연관되어 있다. 따라서 건강하고 적절한 식이 습관, 정기적인 운동은 뇌혈관 건강을 유지하고 노화로 인한 부정적인 영향을 최소화하는 데 도움이 될 수 있다.

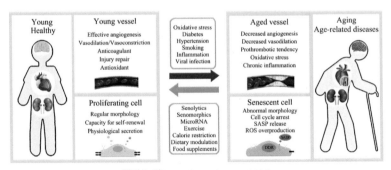

혈관 노화(Ya and Bayraktutan, 2023)

# 노인 병리학적 변화

노화는 뇌 내에서 특정 병리학적 변화를 유발하며, 이는 퇴행성 뇌 질환과 관련이 있을 수 있다. 특히 염증과 관련된 변화는 뇌 질환과의 연관성이 크게 나타납니다.

- **아밀로이드 베타의 축적(Amyloid Beta Accumulation)**: 노화로 인해 뇌 내에서 아밀로이드 베타가 축적될 수 있다. 아밀로이드 베타는 알츠하이머병과 관련이 있는 단백질이며, 이의 비정상적인 축적은 신경세포의 손상과 염증을 유발할 수 있다.

- **염증 인자의 증가**: 노화는 뇌 내에서 염증 인자들의 증가를 유발할 수 있다. 노화에 따른 만성적인 염증은 뇌의 면역 시스템을 활성화하고, 뇌 조직에 염증 인자들이 증가하게 된다.

- **혈관 내 염증(Vascular Inflammation)**: 혈관 내에서의 염증도 노화에 따른 문제 중 하나이다. 노화로 인해 혈관 벽이 손상되고 염증이 발생할 수 있으며, 이는 뇌혈관 질환의 위험을 증가시킬 수 있다.

- **면역 노화(Immunosenescence)**: 노화로 인해 면역 시스템이 노화되면서 염증 반응이 증가할 수 있다. 이는 뇌 내에서도 염증성 반응을 강화할 수 있으며, 퇴행성 뇌 질환과 관련된 요인이 될 수 있다.

이러한 뇌 내의 염증적인 변화들은 알츠하이머병, 파킨슨병, 혈관성 치매 등과 연관이 있으며, 노화로 인한 염증이 이러한 뇌 질환의 발생 및 진행에 기여할 수 있다. 따라서 뇌 건강을 유지하고 뇌 질환의 예방을 위해서는 염증을 조절하고 염증을 일으키는 요인을 최소화하는 것이 중요하다. 건강한 식습관, 정기적인 운동, 스트레스 관리 등이 이러한 노화 관련 뇌 변화를 완화하는 데 도움이 될 수 있다.

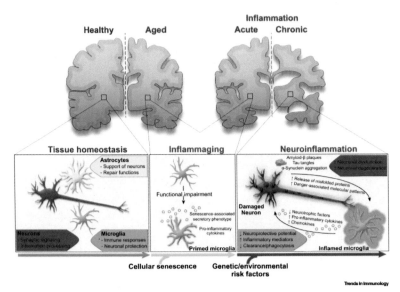

노화와 질병의 특징인 염증(Scheiblich et al., 2020)

## 신경전달물질 감소

노화와 신경전달물질 감소 간에는 밀접한 관계가 있다. 다양한 뇌 질환과 인지기능 저하는 이러한 신경전달물질의 감소와 관련이 있으며, 노화는 이러한 감소를 일으킬 수 있다.

- **도파민(Dopamine):** 노화로 인해 도파민 수준이 감소할 수 있다. 도파민은 기초 운동 기능, 학습, 보상 등 다양한 뇌 기능과 관련이 있다. 도파민 수준의 감소는 파킨슨병과 같은 운동 기능 장애와 관련이 있을 뿐만 아니라, 인지기능 저하와도 연관될 수 있다.

- **세로토닌(Serotonin):** 노화로 세로토닌 수준이 감소할 수 있다. 세로토닌은 기분 조절, 수면, 식욕 등에 영향을 미치는데, 이러한 기능들이 감소할 경우 우울증 및 인지기능 저하의 위험이 증가할 수 있다.

- **아세틸콜린(Acetylcholine):** 아세틸콜린은 학습, 기억, 주의력 등에 관여하는 신경전달물질로, 노화로 인해 아세틸콜린 수준이 감소하면 기억력 저하와 주의력 부진과 같은 인지기능의 저하가 나타날 수 있다.

이러한 신경전달물질 감소는 주로 뉴런의 손상, Neurotransmitter 생성 감소, 수용체 감수성 변화 등과 관련이 있다. 이로 인해 뇌의 특정 영역에서 신호 전달이 원활하지 않아 다양한 뇌 기능에 이상을 초래할 수 있다. 따라서 노화 관련 뇌 변화의 이해와 함께 신경전달물질의 적절한 조절이 중요하다.

이러한 메커니즘들은 상호작용을 하여 노화가 인지기능 저하 및 뇌 질환의 증가를 유발할 수 있다. 노화와 관련된 이러한 변화에 관한 연구는 뇌 건강을 유지하고 질병 예방에 기여할 수 있는 전략을 개발하는 데 중요한 역할을 한다.

## 중추신경계에서의 세포의 변화

노화에 따른 중추신경계의 주요 특징 중 하나는 뉴런의 감소이다. 뉴런은 노화에 따라 손상되거나 죽을 수 있으며, 특히 뇌의 특정 영역에서 뉴런의 손실이 더 두드러질 수 있다. 이러한 뉴런의 감소는 인지기능 저하와 관련이 있을 수 있다. Microglia는 뇌에서 주로 염증과 면역 반응을 조절하는 세포로 알려져 있다. 노화로 인해 뇌에서 염증 반응이 증가하면, microglia cell이 활성화될 수 있다. 활성화된 microglia는 염증 매개체를 방출하고 뇌 조직을 손상할 수 있다. Astrocyte는 뇌의 신경세포를 지원하고 영양을 공급하는 데 중요한 역할을 한다. 그러나 노화로 인해 astrocyte의 기능이 변할 수 있다. 활성화된 astrocyte는 염증 매개체를 분비하고 뉴런의 기능을 조절할 수 있다. Oligodendrocyte는 신경세포의 축삭을 둘러싸고 전기 신호

전달을 돕는 미엘린을 생성하는 데 관여한다. 노화에 따라 oligoden-drocyte의 수 및 기능이 감소하면서 신경전달 속도가 떨어질 수 있다. 이는 노화 관련 질환에서 뇌의 손상과 관련이 있을 수 있다.

노화로 인한 중추신경계의 이러한 변화는 인지기능 저하, 뇌 질환 발생 및 진행에 영향을 미칠 수 있다. 이러한 변화들은 상호 연결되어 있으며, 종합적인 노화 관련 변화의 이해가 중요하다.

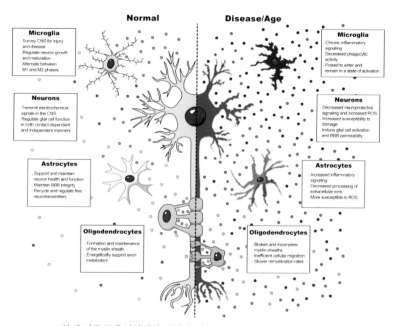

노화에 따른 중추신경계의 다양한 세포의 변화들(Swenson et al., 2019)

# 2

## 노화를 억제하는
## 긍정적인 요인들

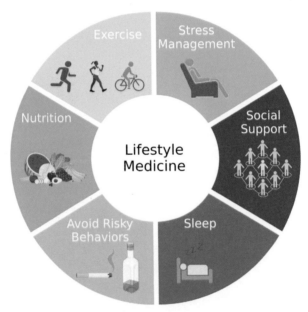

노화와 긍정적인 요인들(Arora et al., 2023)

노화에 긍정적인 영향을 미칠 수 있는 여러 가지 요인들이 있다. 이러한 영향을 주는 것들은 각각의 특성과 작용이 다르지만, 일반적으로 건강한 노화를 지원하거나 노화의 부정적인 영향을 완화하는 역할을 한다. 노화에 긍정적인 영향을 미치는 요인들은 운동, 영양소 섭취, 적절한 수면, 스트레스 관리, 사회적 연결, 항산화 식품 및 한약 등이 있다.

## 운동

노인의 레저 활동이 증가하지만, 교통의 편리뿐만 아니라 자동화 시대에 따라 직업이나 가사 활동에서의 전체적인 근육을 사용하거나 에너지 소비량이 감소하고 있다. 미국 스포츠의학회에서는 운동과 신체활동으로 노인의 활동량 감소로 인하여 발생하는 신체의 기능적 저하 현상을 예방할 수 있다고 보고하고 있다. 따라서 정기적이고 적절한 운동은 노화에 긍정적인 영향을 미칩니다. 근력 운동, 유산소 운동, 심지어는 요가와 같은 유연성 향상을 도와주는 운동들이 노화로 인한 기능 감소를 예방하고 신체 기능을 유지하는 데 도움이 된다. 운동은 노화에 다양한 긍정적인 영향을 미칠 수 있으며, 근육 강화, 관절 유연성 향상, 심폐 기능 향상 등을 통해 인체의 기능을 유지하는 데 도움을 줄 수 있다. 이는 노화로 인한 신체 기능의 감소를 완화할 수 있다.

- **대사 활성화:** 운동은 신진대사를 촉진하고 체지방을 감소시키는 데 도움이 된다. 이로써 인슐린 민감성을 향상시켜 당뇨병과 같은 대사 질환의 위험을 감소시킬 수 있다.

- **면역 시스템 강화:** 적절한 운동은 면역 시스템을 강화해 감염 및 질병에 대한 저항력을 높일 수 있다. 이는 노화로 인한 면역 기능의 저하를 완화할 수 있다.

- **염증 감소:** 정기적인 운동은 염증을 감소시키는 데 도움을 줄 수 있다. 만성적인 염증은 노화와 관련된 여러 질환의 원인이 될 수 있는데, 운동은 이를 완화하는 데 기여할 수 있다.

- **신경 보호:** 일부 연구에 따르면 운동은 뇌 구조와 기능을 개선시키는 데 도움이 되며, 노화로 인한 인지 기능 저하를 완화할 수 있다. 특히 노화로 인한 신경전달물질 감소를 어느 정도 보완할 수 있다.

- **노화 관련 질환 예방:** 운동은 노화와 관련된 질병의 발생을 예방하는 데 효과적일 수 있다. 이는 특히 심혈관 질환, 당뇨병, 골다공증, 알츠하이머병 등을 포함한다.

- **스트레스 감소:** 정기적인 운동은 스트레스를 감소시키고 정서적 안녕을 증진할 수 있다. 스트레스는 노화 과정을 가속할 수 있는데, 이를 줄이는 데 운동이 도움이 된다.

# 영양소 섭취

영양소 섭취는 건강한 노화를 지원하고 노화에 따른 부정적인 영향을 완화하는 핵심적인 요소이다. 적절한 영양소 섭취는 세포의 건강을 유지하고 면역 시스템을 강화하여 노화와 관련된 질병의 예방에 기여한다.

- **항산화 비타민(C, E, D)**
  **비타민 C:** 세포 손상을 예방하고 콜라겐 형성에 필요한 핵심 비타민으로, 노화로 인한 세포 손상을 최소화한다.
  **비타민 E:** 세포막을 보호하고 산화 스트레스로부터 세포를 방어하는 역할을 한다.
  **비타민 D:** 뼈 건강을 유지하고 면역 시스템을 지원하여 노화에 따른 질병 예방에 기여한다.

- **오메가-3 지방산:** 노화로 인한 염증 반응을 감소시키고 신경세포의 구조와 기능을 유지하는 데 도움이 된다. 땅콩, 아몬드, 씨앗 등의 식품에 풍부하게 함유되어 있다.

- **미네랄과 무기질:** 아연, 마그네슘, 칼슘 등은 뼈 건강과 근육 기능을 지원하며, 노화로 인한 미네랄 손실을 보완한다.

- **단백질:** 근육량의 감소를 예방하고 대사 기능을 지원하여 노화에 따른 체력 감소를 완화한다. 고기, 두부, 콩, 견과류 등이 좋은

단백질 공급원이다.

- **섬유질:** 소화를 촉진하고 혈당 조절에 도움을 주어 노화에 따른 대사 이상을 예방한다. 과일, 채소, 곡물 등에 풍부하게 함유되어 있다.

- **수분 섭취:** 노화로 인한 수분 손실을 보충하여 피부 건강을 유지하고 세포의 적절한 기능을 지원한다.

- **다양한 식품 소비:** 다양한 색깔의 과일, 채소, 견과류를 섭취하여 다양한 영양소를 흡수하는 것이 중요하다.

## 적절한 수면

적절한 수면은 노화 과정에서 중요한 역할을 한다. 충분한 휴식과 규칙적인 수면은 건강한 노화를 지원하고 노화와 관련된 여러 가지 문제를 예방하는 데 도움이 된다.

- **기억력과 학습 능력 강화:** 충분한 수면은 기억력과 학습 능력을 향상하는 데 중요하다. 수면 중에 뇌는 중요한 기억을 강화하고 불필요한 정보를 제거하며, 이는 학습한 내용을 더욱 효과적으로 기억할 수 있도록 돕는다.

- **정신건강 강화:** 노화에 따라 정신건강에 영향을 미치는 요인들이 증가하는데, 충분한 수면은 스트레스 감소와 정서적 안정을 촉진한다. 정기적이고 규칙적인 수면은 우울증과 불안과 같은 정신건강 문제를 예방하고 개선하는 데 도움이 된다.

- **면역 시스템 강화:** 적절한 수면은 면역 시스템을 강화하는 데 기여한다. 수면 중에 성장호르몬이 분비되어 면역 기능을 지원하며, 만성적인 수면 부족은 면역 시스템을 약화할 수 있다.

- **대사 조절:** 충분한 수면은 신체 내 호르몬 조절에 영향을 미다. 특히 레프틴과 그렐린 같은 식욕 조절 호르몬을 올바르게 조절하여, 적절한 식사와 체중을 유지하는 데 도움이 된다.

- **노화와 수면 문제:** 노화로 인해 수면 패턴이 변화할 수 있다. 노화에 따라 수면의 깊이가 감소하고, 취침 시간이나 깨어 있는 시간이 늘어나는 경우가 있다. 이러한 문제에 대처하기 위해서는 정기적인 수면 습관을 유지하고, 수면 환경을 향상하는 노력이 필요하다.

- **수면 환경 개선:** 어떠한 노화 단계에서도 편안하고 조용한 수면 환경이 중요하다. 어두운 조명, 편안한 침대와 베개, 적절한 온도 등은 편안한 수면을 도와줄 수 있다.

## 스트레스 관리

스트레스는 노화를 가속하는 요인 중 하나로 알려져 있다. 일상적인 스트레스는 생체 내 호르몬 수준, 면역 시스템, 심혈관 건강에 부정적인 영향을 미칠 수 있다. 따라서 스트레스 관리는 건강한 노화 및 신체 기능을 지원하는 데 중요한 역할을 한다.

- **스트레스와 노화의 관계:** 만성적이고 지속적인 스트레스는 생리적으로 부정적인 영향을 미치며, 특히 노화 과정에서 이러한 영향이 더 크게 나타날 수 있다. 스트레스는 면역 시스템의 기능을 약화하고, 호르몬 불균형을 유발하여 노화를 가속할 수 있다.

- **스트레스 관리 기술:**
  a. 명상 및 심호흡: 명상 및 심호흡 기술은 정서적 안정과 스트레스 감소에 도움이 된다. 꾸준한 명상 및 심호흡 연습은 신체의 스트레스 반응을 조절하고 정신적 안정을 촉진한다.
  b. 운동: 정기적인 운동은 스트레스를 완화하고 긍정적인 정서를 유지하는 데 도움이 된다. 신체활동은 산소 공급을 늘리고 호르몬 불균형을 개선하여 스트레스 관리에 도움을 준다.
  c. 사회적 지원: 가족이나 친구와의 소통은 정서적 지원을 받을 수 있도록 도와주며, 이는 스트레스를 완화하고 삶의 만족도를 높이는 데 도움이 된다.
  d. 취미와 휴식: 취미 활동이나 휴식은 일상적인 스트레스에서 벗어나 새로운 경험을 쌓을 기회를 제공한다.

- **스트레스 관리의 중요성:** 스트레스 관리는 노화를 완화하고 건강한 노화를 지원하는 핵심적인 요소 중 하나이다. 스트레스는 만성적으로 누적되면서 다양한 질병과 신체 기능의 저하를 초래할 수 있다. 따라서 스트레스를 적절히 관리함으로써 노화의 부정적인 영향을 최소화할 수 있다.

## 사회적 연결

사회적 연결은 노화에 있어서 핵심적인 영향을 미친다. 가족, 친구, 이웃, 커뮤니티와의 연결은 감정적 지지와 신체적 건강을 개선하는 데 도움이 된다. 특히 노화 과정에서 사회적 지지를 받는 것이 중요하다.

- **노화와 사회적 고립의 위험:** 노화는 가족 구조의 변화, 친구 관계의 감소 등으로 사회적 고립의 위험이 커질 수 있다. 이로 인해 우울, 불안, 정서적 스트레스 등의 문제가 발생할 수 있다.

- **정서적 지지와 신체적 건강:** 사회적 연결은 정서적 지지를 통해 정신적 건강을 유지하고 스트레스를 완화하는 데 도움을 준다. 이는 감염병 예방, 면역 시스템 강화, 심혈관 건강 촉진 등과 연결된다.

- **노화와 가족 관계:** 가족 간의 유대감과 소통은 노화 과정에서 더욱 중요하다. 가족 구성원들 간의 지속적인 소통과 협력은 가족

간의 사회적 연결을 강화하며, 이는 건강한 노화를 지원한다.

- **사회적 활동과 노화:** 꾸준한 사회적 활동은 노화된 뇌의 기능을 유지하고 정신적인 활동성을 촉진하는 데 도움이 된다. 커뮤니티 활동, 클럽 참여, 봉사 등은 사회적 연결을 강화하고 인지 기능을 지원한다.

## 항산화 식품 및 한약

항산화 성분을 포함하는 식품이나 한약은 세포 손상을 줄이고 염증을 억제하여 노화를 완화하는 데 도움이 될 수 있다.

- **항산화 성분의 중요성:** 항산화 성분은 자유 라디칼로부터 세포를 보호하고 세포 손상을 줄이는 역할을 한다. 이는 노화에 따른 세포 손상을 완화하고 더 건강한 노화를 지원하는 데 도움이 된다.

- **식품과 노화:** 채소, 과일, 견과류, 푸아그라, 녹차 등은 항산화 성분이 풍부한 음식이다. 이러한 음식을 규칙적으로 섭취하는 것은 노화를 어느 정도 예방하고 세포 손상을 최소화하는 데 도움이 된다.

- **비타민과 미네랄:** 비타민 C, E, 베타카로틴, 아연 등은 항산화 성분으로, 이러한 비타민과 미네랄이 풍부한 식품을 섭취하는 것이 노화 예방에 기여할 수 있다.

- **한약과 노화:** 몇몇 한약은 항산화 및 항염증 특성이 있어, 전통적인 한의학에서 노화 관리에 사용된다. 그러나 한약에 관한 연구는 다양한 품종과 개인의 상태에 따라 효과가 다를 수 있다.

항산화 식품 및 한약에 관한 연구는 여전히 진행 중이며, 정확한 효과와 적절한 용법에 대한 명확한 가이드라인이 필요하다. 다양한 연령 및 건강 상태에서의 임상 연구가 필요하다. 개별의 건강 상태, 음식 선호도, 알레르기 등에 따라 항산화 식품 및 한약의 효과는 다를 수 있다. 전문가의 조언과 함께 적절한 섭취 방법을 찾는 것이 중요하다. 노화 예방을 위해서는 다양한 종류의 식품을 섭취하는 것이 중요하다. 색다른 채소, 과일, 곡물 등을 조합하여 다양한 항산화 성분을 효과적으로 섭취할 수 있다.

종합적으로, 항산화 식품과 한약은 노화 관리에 도움이 될 수 있지만, 각각의 상황에 맞춘 섭취와 전문가의 조언이 필요하다. 연구가 더 진행되고 정확한 효과가 확인되면, 이러한 자연의 자원을 통한 노화 관리가 더욱 효과적으로 이루어질 것으로 기대된다.

# 3

## 신체의 노화와
## 운동

### 근력과 근 지구력

노화와 함께 오는 근육량의 손실은 일반적으로 근육감소증(sarco-penia)로 불리는 골격근량의 감소 현상으로 근 질량, 근력, 파워, 지구력, 근수축 속도, 미토콘드리아 기능 그리고 산화 효소 능력의 감소를 가져오게 된다.

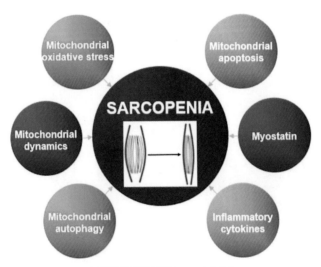

노화와 근육감소증(Yoo et al., 2018)

근육감소증은 노화에 따른 근력의 감소로 결국 일상생활을 수행하는 데 제한을 주게 된다. 골격 근육 감소는 노화 이후에 근육량 및 기능이 개개인에 따라서 다르게 나타난다. 하지만 운동을 통한 근력 감소를 늦출 수 있다.

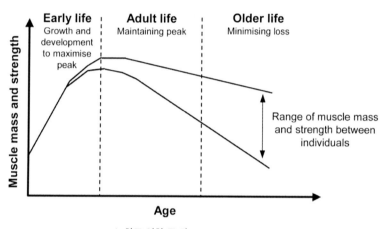

노화로 인한 근 감소(Sayer et al., 2013)

하지 근력의 감소는 기능 장애, 보행의 어려움, 낙상의 발생률을 증가시킨다. 65세 이상의 노인 중 35% 정도가 1년에 한 번은 낙상을 경험한다고 한다. 낙상으로 인한 골절의 비율이 높아지며, 고관절 골절의 90% 이상을 차지한다.

이와 같은 운동을 통한 근력의 감소를 예방하는 것은 노인을 기능적으로 독립된 생활을 가능하게 하며, 계단을 오르거나 물건을 나르는 일, 걷기와 같은 일상 활동 능력을 향상하게 된다.

## 운동의
## 생리적 효과

운동은 세포 자체의 활동성을 높여서 심장, 폐, 혈관, 근육 등 다양한 세포로 이루어진 기관의 형태와 기능을 발달시킨다. 이는 생리적 노화를 지연시키고, 근육 강화 및 에너지 소비를 통한 체지방 감소를 통해 신체의 건강을 촉진한다.


## 운동의
## 심리적 효과

운동은 목표를 달성함으로써 행복감을 불러일으키는데, 이는 세로토닌, 도파민, 노아드레날린과 같은 신경세포 전달 물질을 통해 엔도르핀이 발산되기 때문이다. 이는 우리에게 성취감과 희열을 선사한다. 운동은 마음의 치료사이다. 여러 연구에서는 운동이 우울증, 중독 증세, 신경성 질환에 효과적이라고 보고되었다. 운동은 긍정적인 사고와 행동을 유도하며, GABA 수치를 높여 우울, 불안, 스트레스를 완화하는 데 도움을 준다.

## 운동의
## 필요성과 노화 지연

인체는 계속해서 활동해야 한다. 인체는 활동을 유지하지 않으면 근육과 움직임에 변화가 생기는데 이를 극복하기 위해서는 능동적인 신체활동과 적절한 운동이 필요하다. 운동은 노화를 늦추는 데 기여한다. 노화는 일반적으로 20대부터 시작되며, 꾸준한 근력 운동이 없으면 근육량이 감소하고 뼈의 칼슘이 빠져나가 골다공증 위험이 증가한다. 그러나 지속적인 운동은 혈압 조절에 도움을 주며, 혈압 상승을 예방하여 동맥의 탄력성을 유지한다. 마지막으로, 유산소 운동은 중성 지방 수치를 낮추고 좋은 콜레스테롤 수치를 높이는 데 도움이 된다. 노화로 인한 동맥경화를 예방하며, 체중 감량을 통해 나쁜 콜레스테롤 수치를 낮추는 긍정적인 효과를 가져온다.

## 운동이
## 뇌에 미치는 효과

운동은 심장이 신체의 다른 부위뿐 아니라 뇌에도 혈액과 산소를 효과적으로 공급함으로써 뇌세포에 영양을 제공하고, 세포 기능을 향상시키는 중요한 역할을 한다. 규칙적인 운동은 BDNF(신경세포 영양인자)의 수치를 높여 뇌에서 신경세포를 촉진하며, 이는 뇌 기능을 개선하는 데 기여한다.

- **뇌 혈액 공급 및 영양 공급:** 운동은 전신 순환을 촉진하여 많은 혈액과 산소를 뇌로 보내어 뇌세포에 영양을 효과적으로 공급한다. 이는 뇌의 세포들이 건강하게 유지되고 최적의 기능을 발휘할 수 있도록 도와준다.

- **뇌 기능 향상:** 여러 연구 결과로 입증된 바에 따르면, 운동은 정상인의 뇌 기능을 향상시키는 효과가 있다. 특히 중년과 노년층에서 인지기능이 감퇴할 때 운동이 가장 큰 효과를 나타내며, 어린이와 청년들에게도 학습 효과와 학업 성취도를 향상시키는 긍정적인 효과가 나타난다. 인지적 노화는 대부분 기억과 관련이 있다. 기억의 기능은 넓게 4가지 부문으로 나뉘는데 사건(episodic)의 기억, 의미적(semantic) 기억, 절차(procedural)의 기억, 작업(working)의 기억이 있다. 이 중 나이에 따른 가장 많은 변화를 보이는 것은 사건의 기억과 의미적 기억 부문이다. 사건의 기억 손실은 알츠하이머(Alzheimer)병에서도 나타나는 기억 손실 특징과 유사하다.

  장기간의 규칙적인 걷기 운동이 인지기능의 향상과 더불어 인지기능 감소율을 감소시킨다는 결과를 보고하였다. 몇몇 연구들은 노인의 뇌 기능을 보존하기 위해 인지적 훈련 방법이 도움이 될 것이라며 다양한 중재 내용 중 심혈관계, 식이 그리고 인지훈련 요소를 포함하였다. 이 연구에서 심혈관계 기능 향상을 위한 것으로 유산소 운동의 잠재적인 이점이 뇌 건강에 영향을 미칠 것이라 보고하였다. 또한, 노인의 인지적 수행과 체력의 관계를 규명하기 위한 한 메타 분석 연구에서는 동물실험 결과까지 합한 많은 연구 결과에서 체력 운동이 노인의 인지 능력을 증강시킬 수 있다는 결론을 내었다. 이러한 여러 시험적으로 시행된 임상 연구들은 노인에게서 체력 운동과 향상된 인지기능, 더 효율적인 뇌 기능이 나타났다.

- **정서 질환 극복과 퇴행성 뇌 질환 예방:** 운동은 우울증과 같은 정서 질환을 극복하는 데 효과적이며, 치매 등의 퇴행성 뇌 질환에 따른 인지기능 저하를 예방하는 데 도움을 준다. 이는 뇌 내 BDNF의 활성화를 통해 신경세포의 생성 및 기능 향상을 촉진함으로써 나타나는 효과이다.

- **BDNF의 증가:** 규칙적인 운동은 뇌에서 BDNF의 수치를 증가시킨다. BDNF는 뉴로트로핀 및 성장인자로 알려져 있으며, 뇌의 해마에서 가장 강력하게 유도된다. BDNF는 신경세포의 생존, 시냅스 가소성, 신경 발생, 생존 및 분화, 미토콘드리아 생물 발생에 관여하여 뇌 기능을 개선하는 데 중요한 역할을 한다.

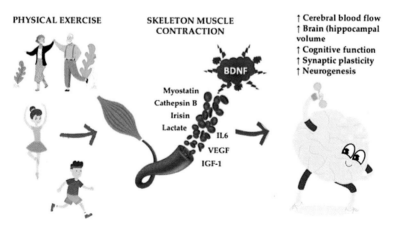

신체활동으로 증가한 BDNF가 뇌 기능에 미치는 영향 [Brattico et al., 2021]

- **시냅스 변화 및 학습 촉진:** BDNF는 시냅스 변화를 조절하여 학습을 촉진하고, 이를 통해 인지 기능의 개선과 뇌 건강에 긍정적인 영향을 미칩니다. 따라서 운동은 뇌의 구조와 기능을 유지하고 향상시키는 데 중요한 자극을 제공한다.

운동이 뇌에 미치는 이러한 다양한 효과는 건강한 뇌를 유지하거나 뇌 기능의 감퇴를 예방하는 데 기여하며, 더 나아가 정신적인 건강과 뇌 질환 예방에도 중요한 역할을 한다.

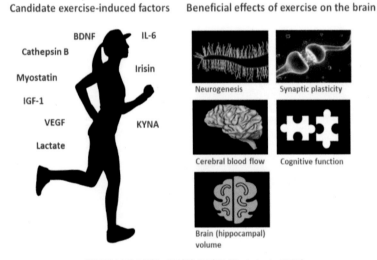

운동이 뇌에 미치는 유익한 효과들 [Tari et al., 2019]

# 제5장

# 뇌신경 세포 생성과 운동의 효과

최근 연구에서는 뇌신경 세포의 생성(neurogenesis)과 운동 간의 긍정적인 상호작용에 관한 관심이 높아지고 있다. 노령 인구의 증가로 인해 뇌 질환의 발병률이 상승하고, 이에 따른 뇌 기능 저하가 사회적·경제적으로 큰 문제로 대두되면서 이 연구 분야가 주목받고 있다.

# 뇌신경 세포와
# 운동

## 뇌신경 세포 생성의
## 중요성

뇌 질환 및 노화로 인한 뇌 기능 감소로 인해 뇌신경 세포 생성에 관한 연구가 중요성을 갖고 있다. 특히, 해마는 학습과 기억에 큰 영향을 미치며, 뇌신경 세포 생성은 기억력 감퇴와 뇌 기능 저하를 극복하는 데 핵심적이다.

## 운동과
## 뇌신경 세포 생성

운동은 뇌신경 세포 생성을 활성화하는 데 긍정적인 영향을 미친다. 뇌의 신경세포 생성은 증식, 이동, 생존, 분화의 네 단계를 거치며, 이러한 과정을 조절하는 다양한 요인 중에서도 운동이 가장 효과적인 방법으로 인정받고 있다.

## 운동이
## 뇌 기능 향상에 미치는 영향

다양한 연구 결과에 따르면 운동은 학습과 기억 등 인지기능을 향상시키는 효과를 지닌다. 더불어 퇴행성 뇌 질환 환자에도 운동이 뇌 기능의 개선을 도모하는 효과가 나타난다. 이는 운동이 뇌 신경세포 생성을 촉진하고, 뇌의 다양한 신경전달 물질, 호르몬, 그리고 신경 영양성 요인의 증가를 유발함으로써 가능한 것으로 보인다.

## 운동의
## 분자적 효과

운동은 뇌 내에서 다양한 부분에서 활성을 증가시키는데, 이는 분자적인 수준에서도 확인된다. 운동이 뇌에 미치는 영향이 분자적 변화를 통해 전체적인 뇌 기능을 향상한다는 사실이 연구 결과를 통해 입증되고 있다.

# 운동과
# 뇌 건강에 대한 확신

운동은 뇌 기능을 유지하고 향상시키는 데 매우 효과적이다. 운동이 뇌신경 세포 생성을 촉진하고, 뇌 기능을 향상시키는 이러한 효과는 노화로 인한 뇌 기능 감퇴 예방과 퇴행성 뇌질환 예방 및 치료에 대한 가능성을 제시하고 있다. 이는 뇌와 관련된 운동 연구가 더 나은 트레이닝 방법과 임상적 응용 가능성을 모색하는 데 도움이 될 것으로 기대된다.

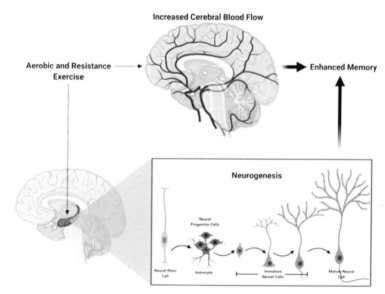

유산소 운동과 저항 운동은 해마 신경 발생과 뇌 혈액 증가를 유도하여
잠재적으로 기억력을 향상한다 [Loprinzi et ak,m 2000].

# 2

# 운동으로 인한
# 뇌 내 분자적 변화

뇌는 말초 장기에서 비롯된 신호를 감지하고 이에 응답하여 다양한
변화를 나타냅니다. 특히, 운동 중 또는 이후에 발생한 변화가 뇌로
직·간접적으로 전달되어 신경세포 생성 증가, 신경영양인자 발현 상승,
그리고 신경세포 간 연결망인 신경 다발 증가 등이 관찰된다. 이러한
뇌 내 변화는 운동이 여러 장기에서 유발하는 다양한 신진대사 활동
들의 결과로 나타난다.

운동은 신체의 물리적 변화에 직접 참여하는 근육, 뼈, 심장과 같은
장기들에서 발생하는 에너지 생성, 세포 및 조직의 생성, 복구와 관련
된 생체 활동을 증진시킨다. 특히, 조깅과 같은 격렬한 신체활동은 다
리 근육, 뼈, 지방 세포 등에서 분비되는 다양한 물질이 혈액을 통해
신체 전체에 영향을 미치게 한다. 이렇듯 운동으로 조직에서 발현된
물질들은 주로 혈액을 통해 전신에 퍼져나가는데, 이러한 물질 중에서
도 뇌 내에서 다양한 변화를 유도할 수 있는 분자들에 관한 과학적 탐
구가 진행되고 있다. 이 분자적 변화는 운동이 뇌 기능을 향상하는
과정에서 핵심적인 역할을 할 것으로 예상되며, 이에 대한 연구는 뇌
건강에 대한 신규한 통찰력을 제공할 것으로 기대된다.

# 운동과
# 뇌 건강(아이리신의 역할)

운동은 몸 전체의 건강뿐만 아니라 뇌에도 긍정적인 영향을 미치며, 이는 유산소 운동이 항우울제와 유사한 효과를 낸다는 사실에서 기인한다. 또한, 운동은 치매 발병 확률을 낮추는 효과가 있다. 이러한 구체적인 효과들은 어떤 메커니즘을 통해 발생하는 것일까요?

운동은 말초 장기에서 분비되어 뇌 기능 향상에 기여하는 다양한 혈액 내 호르몬과 단백질들을 유발한다. 이 중 일부는 직접적으로 뇌로 전달되며, 'cathepsin B', 'Irisin'과 같은 물질들은 뇌 내에서 중요한 역할을 한다. 특히, 아이리신은 운동 시 근육에서 생성되는 마이오카인 중 하나로, FNDC5라는 전구체 단백질이 운동에 의해 증가하면서

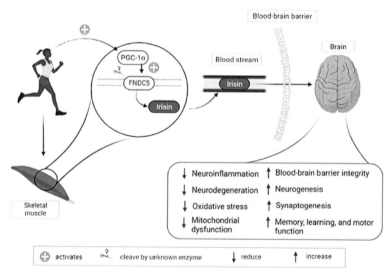

운동은 골격근에서 PGC-1α & FNDC5 활성화를 유도하고 혈류로 아이리신 방출을 활성화한다. 아이리신은 혈액뇌장벽을 통과하여 뇌에 도달하면 신경보호 효과가 있다 [Sadie et al., 2024].

혈중에 방출된다.

아이리신은 혈액을 통해 뇌로 전달되며, 운동으로 근육에서 생성되고 분비된다. 아이리신은 뇌 내 신경전달 및 유전자 발현을 조절하여 뇌 기능을 개선하는 역할을 한다. 이러한 메커니즘은 뇌 건강에 긍정적인 효과를 미치며, 특히 파킨슨병과 같은 운동 이상에 대한 예방적인 효과도 나타낼 수 있다.


## 아이리신이
## 파킨슨병 예방에 미치는 효과

파킨슨병은 뇌의 흑질(Substantia Nigra)에서 도파민 분비를 담당하는 신경세포가 기능을 상실하면서 도파민 부족으로 인해 운동 이상 증상이 나타난다. 이로 인해 파킨슨병의 주요 증상인 진전(떨림), 서동(움직임 둔화), 강직(뻣뻣함)이 나타납니다.

파킨슨병은 도파민 신경세포의 손상으로 인해 발생하며, 알파 시누클레인(α-syn) 단백질에 의한 신경 변성이 주요 원인 중 하나이다. 알파 시누클레인 단백질의 비정상적인 응집은 도파민 신경세포의 사멸로 이어지는데, 이를 통제하여 파킨슨병을 예방할 방안을 탐구하기 위해 아이리신의 효과가 조사되었다.

실험에서는 알파 시누클레인 섬유를 합성하도록 조작된 쥐를 사용하여 파킨슨병 상태를 유도했다. 이후, 아이리신의 추가 효과를 확인하기 위해 α-syn PFF(알파 시누클레인 미리 형성된 섬유)를 쥐의 선조체(striatum)에 주입했다. 아이리신의 효과를 확인하기 위해 AAV-아이리신 벡터를 사용하여 혈액에서 흡수되고 순환하는 아이리신을 증가시키는 실험이 진행되었다.

결과적으로, 아이리신이 주입된 실험 쥐에서는 운동 장애가 나타나지 않았으며, 뇌 조직에서의 알파 시누클레인 응집이 80% 감소한 것을 관찰했다. 아이리신은 혈액-뇌 장벽을 통과하여 뇌 내의 알파 시누클레인 형성을 막아내었다.

이어진 다양한 평가에서는 아이리신이 파킨슨병에 의한 운동 장애를 감소시키는 데 효과가 있었다. 또한, 일차 피질 뉴런에서의 알파 시누클레인의 형성과 신경세포의 사멸을 감소시킴으로써 독성을 약화시켰다.

아이리신은 지난 십 년 동안 다양한 연구에서 다양한 혜택이 나타났으며, 이번 연구에서는 파킨슨병의 예방과 치료에 대한 희망을 제시하고 있다. 더불어, 아이리신이 뇌 기능 개선뿐만 아니라 신경퇴행성 질환에도 긍정적인 영향을 미칠 가능성을 열어놓고 있다.

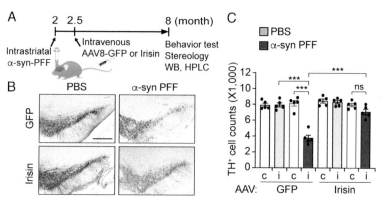

아이리신은 α-syn PFF(α-synuclein preformed fibril)로 유발된 병리를 보호
[Kam et al., 2022]

그러나 현재로서는 아이리신이 충분히 분비되어 파킨슨병을 예방할 수 있는지, 특히 환자들이 충분한 양의 아이리신을 생성할 수 있는지에 대한 추가 연구가 필요하다.

신체활동은 노인의 인지기능을 유지하는 데 중요한 역할을 한다. 신체활동은 내측 측두엽 내의 기억 중요영역인 해마 부피와 상관관계가 있는 것으로 나타났다. 데이비드 메릴 박사는 신체활동과 내측 측두엽 두께 및 그 하위 영역과 기억장애가 있는 치매가 아닌 노인의 인지기능 사이의 관계를 조사하였다. 이 연구를 위해 기억력 장애가 있는 60세 이상의 피험자 29명을 모집하였고, 신체활동은 가속도계를 사용하여 7일 동안 추적되었으며 일일 평균 걸음 수가 결정되었다. 피험자는 하루에 4,000걸음 이하를 걷는 그룹과 하루 4,000걸음 이상 걷는 그룹의 두 그룹으로 분류되었다. 대상자들은 신경 심리학적 검사와 3T MRI 스캔을 받았다. 그 결과 4,000 걸음 이상 걸은 그룹에서 더 두꺼운 해마 주위 피질을 가졌다. 또한 주의력 및 정보 처리 속도와 실행 기능에서도 우수한 결과를 나타냈다. 결론적으로 매일 4,000걸음 이상 걷는 것은 기억력과 정보 처리 능력에 긍정적인 영향을 끼친다는 연구 결과가 나왔다. 이러한 발견은 신체 활동과 뇌 사이에 서로 유익한 시너지 효과가 있다는 것을 시사한다. 적당한 수준의 신체 활동이 뇌 건강에 긍정적인 영향을 미칠 수 있다. 이는 종종 1만 걸음 걷기보다 부담이 적기 때문에 누구나 쉽게 실천할 수 있을 것이다.

신체활동이 뇌를 자극하는 효과는 여러 연구에서 규명하고 있으며, 특히 신체활동은 노인의 치매 발병 위험을 약 28% 줄일 수 있다. 특히 알츠하이머병(Alzheimer's Disease, AD)의 경우 위험이 45% 감소했다. 장기간의 운동 중재를 받은 알츠하이머 환자는 혈류가 개선되고 해마 부피가 증가하며 신경 발생이 개선되는 것으로 나타났다. 대부분의 전향적 연구에서는 신체활동 부족이 AD 발병의 가장 흔한 위험 요소 중 하나이며, 신체활동 수준이 높을수록 AD 발병 위험 감소와 관련이 있음이 입증되었다. 신체 운동은 AD의 여러 신경 정신병적 증상, 특히 인지기능을 개선하는 데 효과적인 것으로 보이다. 운동은 약물에 비해 부작용이 적고 지속성이 더 좋은 것으로 나타났다.


## 운동과 염증

신체활동이 저조한 사람들은 복강 지방량이 증가할 가능성이 높아지며, 이는 염증 관련 신호체계를 과도하게 활성화할 수 있다는 연구 결과가 있다. 일부 연구에 따르면 신체활동이 부족한 사람들은 제2형 당뇨병, 심혈관계 질환, 대장암, 유방암, 우울증, 치매 등의 질환에 걸릴 위험이 증가할 수 있다고 생각되고 있다.

이와 반대로 운동을 꾸준히 수행하면 염증 반응이 감소하고 뇌 기능이 향상될 수 있다고 추측할 수 있다. 운동그룹 생쥐의 혈장에서 추출한 클루스테린 단백질은 항염증 기능이 있으며, 이를 다른 쥐에게 주입하면 뇌세포 생성이 증가하고 인지기능이 향상되는 것을 확인했다. 클루스테린은 죽은 세포 잔해나 찌꺼기 단백질을 제거하고 항염증 작용을 하는 단백질로 알려져 있다. 또한, 클루스테린 주입은 염증 관련 유전자 발현을 낮추는 효과도 있었다.

이 연구 결과는 운동이 뇌 기능에 긍정적인 영향을 미칠 뿐만 아니라, 그로부터 발생하는 혈장 단백질이 뇌세포 생성 및 인지기능 향상에 기여할 수 있다는 가능성을 제시하고 있다.

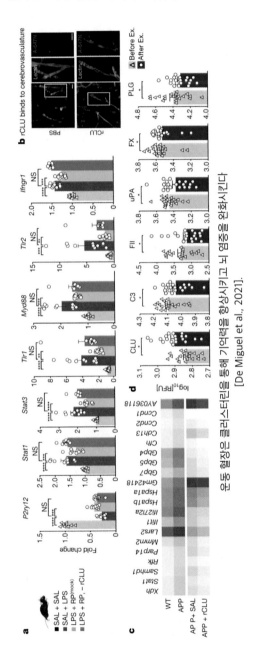

운동 혈장은 클러스터린을 통해 기억력을 향상시키고 뇌 염증을 완화시킨다 [De Miguel et al., 2021].

제6장

운동과
관련된
노화 유전자

운동은 노화를 방지하고 신체적 기능을 유지하는 데 핵심적인 역할을 한다. 헌터 교수가 이끄는 연구에서 고강도 유산소 운동과 근력 운동의 효과를 조사한 결과, 고강도 유산소 운동이 세포 단위에서 노화를 방지하는 데 우수한 효과가 있다는 것이 확인되었다.

고강도 유산소 운동은 숨이 찰 정도로 진행되는 달리기나 자전거 타기와 같은 운동을 포함한다. 이러한 유산소 운동은 세포가 에너지로 활용할 수 있는 단백질과 미토콘드리아를 증가시킴으로써 노화를 방지한다. 미토콘드리아는 세포의 에너지 생성과 면역력에 큰 영향을 미치는 중요한 세포 내 기관이다. 특히 노년층에서 고강도 유산소 운동은 미토콘드리아의 활성 비율을 높여주어 노화의 영향을 덜 받게 한다.

또한 근력 운동도 나이 들면서 감소하는 근육량과 근력을 높이는 데 도움이 된다. 따라서 유산소 운동과 근력 운동을 결합하는 것이 이상적이다. 마이클 헌터 교수는 자전거 타기, 특히 인터벌 트레이닝을 추천하며, 이를 통해 고강도와 약한 강도의 운동을 교대로 수행하여 최적의 노화 예방 효과를 얻을 수 있다고 설명하고 있다.

마지막으로, 자기에게 맞는 운동을 찾아 꾸준히 즐기는 것이 중요하며, 모든 운동은 아무것도 하지 않는 것보다 낫다는 점을 강조한다. 노화에 효과적인 운동은 개인의 선호와 상황에 따라 다를 수 있으므로 다양한 운동 중에서 자신에게 맞는 것을 선택하고 꾸준한 운동 습관을 유지하는 것이 중요하다.

# 노화의 비밀:
# Sirt1과 운동의 만남

노화에 관한 연구가 진전되면서 주목받는 장수 유전자인 Sirt1에 대한 관심이 높아졌다. Sirt1은 세포 내에서 염증을 감소시키고 세포의 생존 기능을 촉진하는 등 다양한 생리적 작용을 하는 단백질이다. 그러나 노화가 진행되면 Sirt1의 활성이 감소하게 되어 세포의 기능 저하와 노화 증상이 나타나기 시작한다.

## 1. 노화와 Sirt1의 연관성

시르투인(SIRT 1-7) 또는 클래스 III 히스톤 데아세틸라제(HDAC)는 아세틸화(SIRT1, - 2, -3 및 -5) 또는 ADP 리보실화(SIRT4 및 -6)이다. 노화는 여러 인자들의 복합적인 영향으로 발생하는 현상으로, 이 중에서도 Sirt1 단백질의 감소가 노화의 핵심적인 메커니즘 중 하나로 알려져 있다. Sirt1은 장수 유전자로서 세포 내에서 염증을 감소시키고 세포의 생존을 촉진하여 노화를 억제하는 역할을 한다. 그러나 노화가 진행되면 Sirt1의 발현이 감소하게 되어 세포의 기능이 저하되고 노화 증상이 나타나기 시작한다. 니코틴아미드 아데닌 디뉴클레오티드 수준은 p53과 히스톤 단백질의 탈아세틸화로 이어져 장수를 촉진한다. 노화된 세포에서는 그 수준이 더 낮고, 더 높은 수준의 니코틴아미드는 SIRT1 활성을 억제한다. 결과적으로 과아세틸화 p53은 노화를 유도할 수 있다.

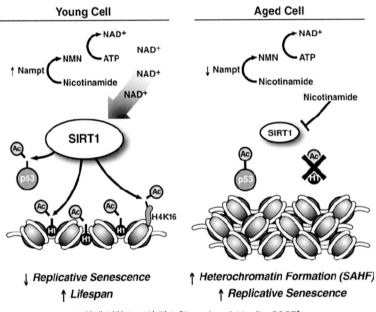

노화에 의한 Sirt1의 감소 [Saunders & Verdin, 2007]

## 2. Sirt1의 특징과 노화에서의 역할

Sirt1은 NAD+ 의존적인 histone deacetylase로, 세포 내에서 아세틸화된 단백질을 타겟으로 하여 이를 디아세틸화하는 작용을 한다.

이러한 작용을 통해 Sirt1은 염증 반응을 조절하고 세포의 생존을 촉진하는 등 다양한 생리적 기능을 수행한다. SIRT1은 p65를 탈아세틸화하고 NF-κB 의존성 유전자 발현의 전사활성화를 차단한다. SIRT1은 탈아세틸화와 그 발현을 억제함으로써 NF-κB 의존성 전사의 보조활성자인 PARP-1의 활성을 억제한다. PARP-1 활성화는 NAD+를 고갈시켜 SIRT1 및 NF-κB 활성화를 억제할 수 있다. 후생적 수준에서 SIRT1은 H4K16을 탈아세틸화하고 억제 복합체의 더 많은 구성 요소를 모집하여 NF-κB 의존성 염증 유전자 발현을 억제한다. SIRT1은 유도성 염증 유전자의 발현을 억제하는 히스톤 메틸트랜스퍼라제 SUV39H1을 탈아세틸화하고 활성화한다. 노화에서는 Sirt1의 활성이 저하되면서 세포의 기능이 감소하고 염증이 증가하게 된다.

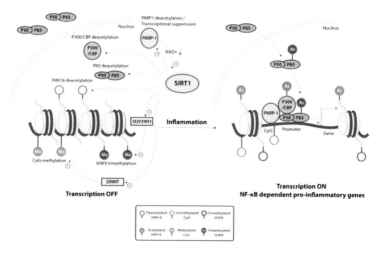

SIRT1의 염증 유전자의 발현 억제 [Min et al., 2013]

## *3.* 운동과 뇌에서의 Sirt1 증가

운동은 Sirt1의 발현을 촉진하는 중요한 역할을 한다. 특히, 유산소 운동은 뇌에서 Sirt1의 증가를 유도하는데, 이는 뇌의 미토콘드리아 활성화 및 염증 억제와 관련이 있다. 실제로 연구에 따르면, 정기적인 유산소 운동은 뇌에서 Sirt1의 양을 늘리면서 노화에 따른 기억력 감소와 인지기능 저하를 예방하는 효과를 보인다.

## *4.* Sirt1의 노화 예방 메커니즘

증가한 Sirt1은 노화를 억제하는 다양한 메커니즘을 가지고 있다. 먼저, Sirt1은 세포 자체의 생존 기능을 강화하고 세포 손상을 예방한다. 또한, 염증을 억제하여 만성적인 염증 반응을 감소시키며 세포를 보호한다. 마지막으로, Sirt1은 세포의 미토콘드리아 활성을 촉진하여 에너지 생산을 늘리고 노화에 따른 세포 기능의 저하를 방지한다. 한 연구에 따르면 SIRT1의 발현은 생쥐의 노화에 따라 감소한다. SIRT1은 고도로 보존된 NAD + 의존성 라이신 데아세틸라제이며 수명 및 수명 연장과 관련이 있다. SIRT1 신호 전달 경로는 NF-κB, FOXOs, p53, AMPK, mTOR 및 PGC1a와 같은 많은 중요한 경로와 밀접하게 관련되어 있으며, 모두 노화 및 노화 관련 질병의 발생과 관련이 있다. SIRT1의 상향 조절은 노화 및 노화 관련 질병에서 이러한 경로의 조절에 영향을 미칠 수 있다. 따라서 SIRT1의 활성화는 향후 수명 연장 및 노화 관련 질환 개선에 효과적인 수단이 될 것이다.

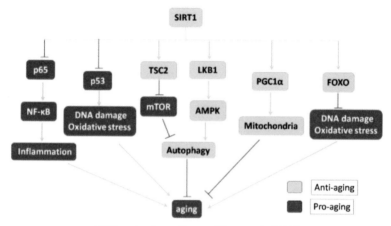

SIRT1 and aging pathways [Chen et al., 2020]

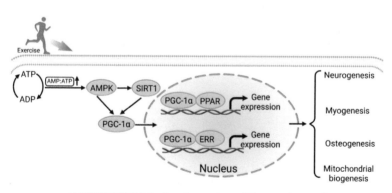

AMPK/SIRT1/PGC-1α signaling pathway [Chen et al., 2022]

운동은 이러한 Sirt1의 유익한 효과를 강화하는데, 특히 유산소 운동은 Sirt1을 증가시켜 뇌 기능을 개선하고 노화를 예방하는 데 큰 역할을 한다. 종합하면, 운동은 Sirt1의 증가를 통해 노화를 억제하는 데 기여하며, 이는 건강한 노화 및 뇌 기능의 유지에 중요한 역할을 한다. 운동으로 증가된 Sirt1은 PGC-1α을 활성화하고 핵에서의 유전자 조절을 통해서 neurogenesis, myogenesis, osteogenesis, mitochondrial biogenesis 등을 유발한다.

# 2

# 유산소 운동과
# 건강

## 1. 노화와 유산소 운동의 상호작용

노화에 따른 유산소 운동의 중요성은 여러 연구에서 입증되고 있다. 노화에 따라 심혈관 기능이 감소하고, 유산소 운동은 심폐 기능을 향상시키는 데 효과적이다. 특히 유산소 운동은 최대 산소 소비량을 증가시키고, 이는 전반적인 체력 개선과 신체의 산소 이용 효율성을 높이다.

## 2. 노화와 유산소 운동의 건강 향상 효과

- **심혈관 건강:** 노화에 따라 동맥경화, 혈압 상승 등의 심혈관 질환 위험이 증가하는데, 유산소 운동은 이러한 위험을 감소시키는 데 도움이 된다. 이는 심장에 대한 부담을 감소하고 혈압을 정상화하는 효과가 있다.

- **면역력 강화:** 노화로 인해 면역 기능이 저하되는데, 유산소 운동은 면역 세포의 활성화를 촉진하여 감염 및 염증 반응을 억제할 수 있다.

- **체지방 조절:** 노화에 따라 체지방 증가 및 근육 감소가 발생하는데, 유산소 운동은 이러한 변화를 방지하고 체지방을 감소시키는 데 도움이 된다.

## 3. 노화와 유산소 운동의 뇌 기능 향상

노화로 인해 발생하는 인지기능 저하를 예방하거나 완화하는 데 유산소 운동이 효과적이다. 유산소 운동은 신경세포의 생성을 촉진하고 뇌 혈류를 향상해 기억, 학습, 의사 결정 능력을 향상시킬 수 있다.

## 4. 유산소 운동의 권장 사항

일반적으로 주 150분 이상의 중등도 강도의 유산소 운동을 꾸준히 하는 것이 권장된다. 걷기, 달리기, 수영, 사이클링 등이 유산소 운동의 예시이다.

# 3

# 노인의
# 운동 방법

## 1. 운동의 다양성과 계획

노인의 운동은 유산소 운동, 근력 운동, 유연성 운동 등 다양한 형태로 이루어져야 한다. 개인의 체력 상태나 질환에 따라 운동의 빈도, 강도, 종류, 시간 등을 계획하고 적절히 조절해야 한다.

## 2. 일상 속 운동 활용

노인은 일상생활에서의 운동을 통해 지속 가능한 활동을 유지할 수 있다. 엘리베이터 대신 계단 이용이나 멀리 주차하는 등의 간단한 일상적인 운동은 노화로 인한 기능 저하와 인지기능 능력의 감소를 개선하는 데 도움이 된다.

### 3. 운동의 다양한 형태

운동은 스포츠나 달리기뿐만 아니라, 걷기, 청소, 정원 가꾸기와 같은 일상 활동도 포함된다. 연구에 따르면 일상적인 실체 활동이 알츠하이머병의 위험을 줄일 수 있다는 결과가 나왔다.

### 4. 운동의 기간과 빈도

유산소 운동은 일반적으로 한 번에 20~30분 동안 수행되어야 하며, 일주일에 3번 이상 수행해야 효과를 얻을 수 있다. 이는 단기적인 것이 아니라 꾸준한 지속이 중요하다.

### 5. 다양한 신체활동의 효과

연구 결과에 따르면, 요리, 설거지 등의 일상적인 활동이 알츠하이머병의 위험을 줄일 수 있는 효과가 있다고 한다. 이러한 활동들은 운동뿐만 아니라 노인의 사회 참여와 기능 유지에도 긍정적인 영향을 미칠 수 있다.

## 6. 유산소 활동과 근력 활동

신체활동은 주로 유산소 활동과 근력 활동으로 나뉩니다. 유산소 활동은 심폐 기능을 향상시키고 근력 활동은 근육을 강화하여 노인의 건강을 지원한다. 이 두 가지를 조합하면 치매 위험을 줄이는 데 도움이 된다.

종합적으로, 노인의 운동은 다양한 형태로 계획되어야 하며, 일상에서의 활동이 중요하다. 꾸준하고 지속적인 운동은 건강을 유지하고 노화로 인한 부정적인 영향을 완화하는 데 기여할 수 있다.

# 4

# 자연치유와
# 운동의 조화

## 1. 자연과 운동의 유익한 상호작용

자연과 운동은 상호작용을 하여 건강과 행복에 긍정적인 영향을 미칩니다. 자연 속에서 운동하는 것은 더욱 쾌적한 경험을 제공하며, 휴식과 운동의 조화는 더 큰 효과를 가져올 수 있다.

## 2. 자연에서의 운동이 행복감에 미치는 영향

실외에서 운동하는 것은 천연의 경치와 함께하는 경험이 행복감을 증진하는 데 도움이 된다. 산책, 등산, 자전거 타기 등을 통해 실외에서 운동하면 심신이 활기차지며, 스트레스 감소와 긍정적인 정서에 기여할 수 있다.

### 3. 스트레스 감소와 자연치유

자연에서 운동하는 것은 스트레스 감소에 큰 도움을 줄 수 있다. 실외에서의 활동은 신선한 공기와 자연적인 소리가 스트레스를 감소시키고 심리적 안정감을 제공한다.

### 4. 자연치유의 효과와 운동의 시너지

운동과 자연치유는 시너지를 발휘하여 더 높은 효과를 낼 수 있다. 나무가 있는 공원에서의 요가, 비치에서의 산책, 자연 속 산악자전거 타기 등이 이에 해당한다.

### 5. 자연치유의 폭넓은 효과

자연은 운동뿐만 아니라 정서적인 치유에도 도움을 줍니다. 푸른 하늘, 신선한 공기, 자연의 소리는 심신을 안정시키고 정서적인 안정을 가져다줄 수 있다.

## 6. 운동과 자연의 궁합 찾기

노인들은 자신에게 적합한 운동을 선택하고, 이를 자연과 결합하여 더욱 효과적인 건강증진을 이룰 수 있다. 정원 가꾸기, 공원 산책, 자전거 타기 등이 그 예시일 수 있다.

종합적으로, 자연과 운동은 매우 긍정적으로 상호작용을 하며 건강과 행복을 촉진한다. 노인은 이러한 자연과 운동의 조화를 통해 더 나은 삶의 질을 경험할 수 있다.

# 참고 문헌

- Arora S, Santiago JA, Bernstein M, Potashkin JA. Diet and lifestyle impact the development and progression of Alzheimer's dementia. Front Nutr. 2023 Jun 29;10:1213223. doi: 10.3389/fnut.2023.1213223. PMID: 37457976; PMCID: PMC10344607.

- Chen C, Zhou M, Ge Y, Wang X. SIRT1 and aging related signaling pathways. Mech Ageing Dev. 2020 Apr;187:111215. doi: 10.1016/j.mad.2020.111215. Epub 2020 Feb 19. PMID: 32084459.

- Chen J, Zhou R, Feng Y, Cheng L. Molecular mechanisms of exercise contributing to tissue regeneration. Signal Transduct Target Ther. 2022 Nov 30;7(1):383. doi: 10.1038/s41392-022-01233-2. PMID: 36446784; PMCID: PMC9709153.

- De Miguel Z, Khoury N, Betley MJ, Lehallier B, Willoughby D, Olsson N, Yang AC, Hahn O, Lu N, Vest RT, Bonanno LN, Yerra L, Zhang L, Saw NL, Fairchild JK, Lee D, Zhang H, McAlpine PL, Contrepois K, Shamloo M, Elias JE, Rando TA, Wyss-Coray T. Exercise plasma boosts memory and dampens brain inflammation via clusterin. Nature. 2021 Dec;600(7889):494-499. doi: 10.1038/s41586-021-04183-x. Epub 2021 Dec 8. PMID: 34880498; PMCID: PMC9721468.

- Kabba JA, Xu Y, Christian H, Ruan W, Chenai K, Xiang Y, Zhang L, Saavedra JM, Pang T. Microglia: Housekeeper of the Central Nervous System. Cell Mol Neurobiol. 2018 Jan;38(1):53-71. doi: 10.1007/s10571-017-0504-2. Epub 2017 May 22. PMID: 28534246.

- Kam TI, Park H, Chou SC, Van Vranken JG, Mittenbühler MJ, Kim H, A M, Choi YR, Biswas D, Wang J, Shin Y, Loder A, Karuppagounder SS, Wrann CD, Dawson VL, Spiegelman BM, Dawson TM. Amelioration of pathologic α-synuclein-induced Parkinson's disease by irisin. Proc Natl Acad Sci U S A. 2022 Sep 6;119(36):e2204835119. doi: 10.1073/pnas.2204835119. Epub 2022 Aug 31. PMID: 36044549; PMCID: PMC9457183.

- Li X, Li C, Zhang W, Wang Y, Qian P, Huang H. Inflammation and aging: signaling pathways and intervention therapies. Signal Transduct Target Ther. 2023 Jun 8;8(1):239. doi: 10.1038/s41392-023-01502-8. PMID: 37291105; PMCID: PMC10248351.

- Loprinzi PD, Moore D, Loenneke JP. Does Aerobic and Resistance Exercise Influence Episodic Memory through Unique Mechanisms? Brain Sci. 2020 Nov 27;10(12):913. doi: 10.3390/brainsci10120913. PMID: 33260817; PMCID: PMC7761124.

- Min SW, Sohn PD, Cho SH, Swanson RA, Gan L. Sirtuins in neurodegenerative diseases: an update on potential mechanisms. Front Aging Neurosci. 2013 Sep 25;5:53. doi: 10.3389/fnagi.2013.00053. PMID: 24093018; PMCID: PMC3782645.

- Meng Q, Lin MS, Tzeng IS. Relationship Between Exercise and Alzheimer's Disease: A Narrative Literature Review. Front Neurosci. 2020 Mar 26;14:131. doi: 10.3389/fnins.2020.00131. PMID: 32273835; PMCID: PMC7113559.

- Mumtaz S, Ali S, Tahir HM, Kazmi SAR, Shakir HA, Mughal TA, Mumtaz S, Summer M, Farooq MA. Aging and its treatment with vitamin C: a comprehensive mechanistic review. Mol Biol Rep. 2021 Dec;48(12):8141-8153. doi: 10.1007/s11033-021-06781-4. Epub

2021 Oct 15. PMID: 34655018.

- Sadier NS, El Hajjar F, Al Sabouri AAK, Abou-Abbas L, Siomava N, Almutary AG, Tambuwala MM. Irisin: An unveiled bridge between physical exercise and a healthy brain. Life Sci. 2024 Jan 2;339:122393. doi: 10.1016/j.lfs.2023.122393. Epub ahead of print. PMID: 38176582.

- Saunders LR, Verdin E. Sirtuins: critical regulators at the crossroads between cancer and aging. Oncogene. 2007 Aug 13;26(37):5489-504. doi: 10.1038/sj.onc.1210616. PMID: 17694089.

- Sayer AA, Robinson SM, Patel HP, Shavlakadze T, Cooper C, Grounds MD. New horizons in the pathogenesis, diagnosis and management of sarcopenia. Age Ageing. 2013 Mar;42(2):145-50. doi: 10.1093/ageing/afs191. Epub 2013 Jan 11. PMID: 23315797; PMCID: PMC3575121.

- Scheiblich H, Trombly M, Ramirez A, Heneka MT. Neuroimmune Connections in Aging and Neurodegenerative Diseases. Trends Immunol. 2020 Apr;41(4):300-312. doi: 10.1016/j.it.2020.02.002. Epub 2020 Mar 5. PMID: 32147113.

- Siddarth P, Rahi B, Emerson ND, Burggren AC, Miller KJ, Bookheimer S, Lavretsky H, Dobkin B, Small G, Merrill DA. Physical Activity and Hippocampal Sub-Region Structure in Older Adults with Memory Complaints. J Alzheimers Dis. 2018;61(3):1089-1096. doi: 10.3233/JAD-170586. PMID: 29254088; PMCID: PMC6461048.

- Swenson, B. L., Meyer, C. F., Bussian, T. J., & Baker, D. J. (2019). Senescence in aging and disorders of the central nervous system. Translational Medicine of Aging, 3, 17-2. https://doi.org/10.1016/

j.tma.2019.01.002.

- Tari AR, Norevik CS, Scrimgeour NR, Kobro-Flatmoen A, Storm-Mathisen J, Bergersen LH, Wrann CD, Selbæk G, Kivipelto M, Moreira JBN, Wisløff U. Are the neuroprotective effects of exercise training systemically mediated? Prog Cardiovasc Dis. 2019 Mar-Apr;62(2):94-101. doi: 10.1016/j.pcad.2019.02.003. Epub 2019 Feb 22. PMID: 30802460.

- Ya J, Bayraktutan U. Vascular Ageing: Mechanisms, Risk Factors, and Treatment Strategies. Int J Mol Sci. 2023 Jul 16;24(14):11538. doi: 10.3390/ijms241411538. PMID: 37511296; PMCID: PMC10380571.

- Yoo SZ, No MH, Heo JW, Park DH, Kang JH, Kim SH, Kwak HB. Role of exercise in age-related sarcopenia. J Exerc Rehabil. 2018 Aug 24;14(4):551-558. doi: 10.12965/jer.1836268.134. PMID: 30276173; PMCID: PMC6165967.

# 제7장

# 마음을
# 다스려
# 몸을
# 치유하다

# 1

## 우울증, 불안은
## 왜 발생할까?

우울증, 불안장애 등은 대표적으로 가장 흔한 정신질환이며, 미국 성인의 19.1%가 경험하고 있다. 불안을 느끼는 사람의 10%는 우울증을 경험하기도 한다. 우울증은 확실한 원인은 밝혀져 있지 않지만, 사회적 학습, 유전적인 문제, 내분비계의 이상으로 알려졌지만 가장 큰 비율은 스트레스에 기인한다. 반복적으로 피할 수 없는 스트레스는 스트레스 호르몬의 분비를 과다하게 분비하도록 하고 이러한 과도한 스트레스 호르몬은 불안, 섭식장애 등의 행동 변화를 일으킨다.

스트레스 호르몬들의 분비를 조절하게 되는 호르몬 분비 시스템 축을 Hypothalamus-pituitary-adrenal axis(HPA) axis라고 한다. 시상하부에서 분비되는 부신피질자극호르몬 방출 호르몬(CRH)이 뇌하수체에 작용하여 부신피질자극호르몬(ACTH)을 분비시킨다. 이 ACTH는 부신피질에 작용해서 몇 가지 호르몬 생산의 분비를 촉진하는데, 그 가운데 하나인 cortisol이 혈중에 증가하면 CRH 및 ACTH의 분비가 억제된다. 이 시스템에 의해 cortisol의 혈중 농도가 어느 정도 일정하게 유지되는 것이다.

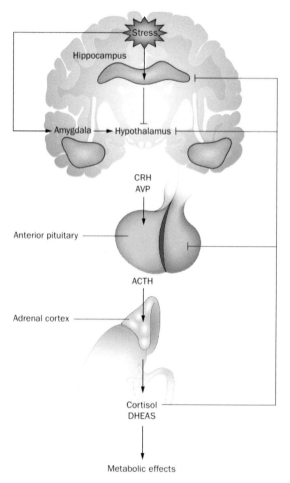

〈Nature reviews endocrinology, 2012〉

# 2

## 우울감, 불안감을 줄여야 건강해진다

우울감, 불안감으로부터 탈출하는 방법에는 무엇이 있을까?

우울증 치료 방법에는 크게 약물치료와 심리요법이 있다.

- **약물치료:** 현재 사용하고 있는 항우울제는 대부분 비슷한 효능이며, 적어도 2~3주가 지나야 효과를 보이기 시작하며 4~6주 정도 지나면 충분한 효과를 보인다. 또한, 이러한 우울증 치료제는 6개월 정도 치료를 계속해야 재발을 예방할 수 있다.

- **심리치료:** 우울증을 유발한 스트레스 등의 대처 능력을 향상시켜 증상을 조절하는 치료 방법이며, 심리치료로 인해 전반적인 정신 건강도 향상될 수 있다.

- **ECT(Electroconvulsive therapy, 전기경련요법):** 중증의 우울증이나 기타 정신질환의 치료에 사용되는 치료 방법 중 하나이며, 이른 시일 내에 증상의 개선이 되나, 단기적 부작용으로 기억상실, 근육통, 두통을 유발할 수 있다.

- **rTMS(Repetitive transcranial magnetic stimulation, 반복적 경두개 자기 자극법):** 비침습적인 뇌 자극 기술로 우울증과 같은 정신건강 이상에 사용되는 대안적인 치료법이며, 전자기장을 이용하여 뇌의 측정 부위에 반복적으로 자극은 가하는 방법. 중증의 우울증이나 약물에 효과를 보이지 않거나 부작용이 큰 경우에 사용하게 되었다.

우울증은 많은 사람이 고통을 겪고 있지만, 임상 진단을 하는 기준도 어렵고, 치료 역시 어렵다. 대개 일상적인 활동 및 사회적 상호 작용에 부정적인 영향을 미치기 때문에 우리는 이러한 문제를 이해하고 대처하는 방법을 배워야 한다. 이를 위해, 마음의 건강에 대한 지식을 늘리고, 스트레스를 관리하고, 긍정적인 삶의 방법을 적용하는 것이 중요하다. 심리전문가와 상담하고 규칙적인 운동을 유지하는 것도 큰 도움이 될 수 있다. 최근에는 보완적이고 통합적인 치료법(예: 운동, 명상, 태극권, 기공, 요가)이 심리적인 치료를 도와주는 데 매우 효과가 있다고 보고되고 있다. 따라서 이 절에서는 보완적인 치료법의 효과에 관한 이야기를 해보고자 한다.

# 스트레스 자가 진단법

## 1. 스트레스 자가 진단

### (1) 외상후 스트레스 자가 진단

| 살면서 두려웠던 경험, 끔찍했던 경험, 그 어떤 것이라도 있다면, 그것 때문에 지난 한 달 동안 다음을 경험한 적이 있습니까? | | 아니 오 | 예 |
|---|---|---|---|
| 1 | 그 경험에 관한 악몽을 꾸거나, 생각하고 싶지 않은데도 그 경험이 떠오른 적이 있었다. | 0 | 1 |
| 2 | 그 경험에 대해 생각하지 않으려고 애쓰거나, 그 경험을 떠오르게 하는 상황을 피하기 위해 특별히 노력하였다. | 0 | 1 |
| 3 | 늘 주변을 살피고 경계하거나, 쉽게 놀라게 되었다. | 0 | 1 |
| 4 | 다른 사람, 일상 활동, 또는 주변 상황에 대해 가졌던 느낌이 없어지거나, 그것에 대해 멀어진 느낌이 들었다. | 0 | 1 |
| 5 | 그 사건이나 그 사건으로 인해 생긴 문제에 대해 죄책감을 느끼거나, 자기 자신이나 다른 사람에 대한 원망을 멈출 수가 없었다. | 0 | 1 |
| 합계 | | 점 | |

〈국립 정신건강센터 국가트라우마센터〉

▶ 평가 방법

| 정상<br>(총점 0~4점) | 일상생활 적응에 지장을 초래할 만한 외상 사건 경험이나 이와 관련된 인지적, 정서적 행동 문제를 거의 보고하지 않았다. |
|---|---|
| 주의 요망<br>(총점 2점) | 외상 사건과 관련된 반응으로 불편감을 호소하고 있다.<br>평소보다 일상생활에 적응하는 데 어려움을 느끼신다면 추가적인 평가나 정신건강 전문가의 도움을 받아보기를 권한다. |
| 심한 수준<br>(총점 3~5점) | 외상 사건과 관련된 반응으로 심한 불편감을 호소하고 있다.<br>평소보다 일상생활에 적응하는 데 어려움을 느낄 수 있다.<br>추가적인 평가나 정신건강 전문가의 도움을 받아보기를 권한다. |

## (2) 지각된 스트레스 척도

| | 문항 | 전혀 없음 | 거의 없음 | 때때로 있었음 | 자주 있음 | 매우 자주 |
|---|---|---|---|---|---|---|
| 1 | 최근 1개월 동안, 예상치 못했던 일 때문에 당황했던 적이 얼마나 있었습니까? | 0 | 1 | 2 | 3 | 4 |
| 2 | 최근 1개월 동안, 인생에서 중요한 일들을 조절할 수 없다는 느낌을 얼마나 경험하였습니까? | 0 | 1 | 2 | 3 | 4 |
| 3 | 최근 1개월 동안, 신경이 예민해지고 스트레스를 받고 있다는 느낌을 얼마나 경험하였습니까? | 0 | 1 | 2 | 3 | 4 |
| 4 | 최근 1개월 동안, 당신의 개인적 문제들을 다루는 데 있어서 얼마나 자주 자신감을 느끼셨습니까? | 4 | 3 | 2 | 1 | 0 |
| 5 | 최근 1개월 동안, 일상의 일들이 당신의 생각대로 진행되고 있다는 느낌을 얼마나 경험하였습니까? | 4 | 3 | 2 | 1 | 0 |
| 6 | 최근 1개월 동안, 당신이 꼭 해야 하는 일을 처리할 수 없다고 생각한 적이 얼마나 있었습니까? | 0 | 1 | 2 | 3 | 4 |

| 7 | 최근 1개월 동안, 일상생활의 짜증을 얼마나 자주 잘 다스릴 수 있었습니까? | 4 | 3 | 2 | 1 | 0 |
| 8 | 최근 1개월 동안, 최상의 컨디션이라고 얼마나 자주 느끼셨습니까? | 4 | 3 | 2 | 1 | 0 |
| 9 | 최근 1개월 동안, 당신이 통제할 수 없는 일 때문에 화가 난 경험이 얼마나 있었습니까? | 0 | 1 | 2 | 3 | 4 |
| 10 | 최근 1개월 동안, 어려운 일들이 너무 많이 쌓여서 극복하지 못할 것 같은 느낌을 얼마나 자주 경험하셨습니까? | 0 | 1 | 2 | 3 | 4 |
| **각 칸별로 점수를 더해주세요.** | | | | | | |
| 합계 | | | | | | |

▶ 평가 방법

# 0=전혀 아니다. 1=거의 아니다, 2=가끔, 3=꽤 자주, 4=매우 자주

# 합산 점수에 따라 자가 진단을 할 수 있다.

| 0-13점 | 당신이 느끼고 있는 스트레스 정도는 정상적인 수준으로, 심리적으로 안정되어 있다. |
| --- | --- |
| 14-16점 | 약간의 스트레스를 받고 있는 상태. 스트레스를 해소하기 위해 운동이나 가벼운 산책, 명상 등 자신만의 스트레스 해소법을 찾아보는 것이 좋다. |
| 17-18점 | 중간 정도의 스트레스를 받고 있는 있으며, 원한다면 전문가의 도움을 요청할 필요가 있다. |
| 19점 이상 | 심한 스트레스를 받고 있는 것으로 나타나고 있으며, 일상생활에서 어려움을 겪고 있을 가능성이 높아 보이며, 상담센터에 방문하시어 추가적인 검사를 받아보시거나, 전문가와 이야기해 볼 것을 권한다. |

## *2.* 우울 증상 자가 진단

| | 지난 2주일 동안 당신은 다음의 문제들로 인해서 얼마나 자주 방해를 받았습니까? | 전혀 방해 받지 않았다 | 며칠 동안 방해 받았다 | 7일 이상 방해 받았다 | 거의 매일 방해 받았다 |
|---|---|---|---|---|---|
| 1 | 일 또는 여가 활동을 하는 데 흥미나 즐거움을 느끼지 못함 | 0 | 1 | 2 | 3 |
| 2 | 기분이 가라앉거나, 우울하거나, 희망이 없음 | 0 | 1 | 2 | 3 |
| 3 | 잠이 들거나 계속 잠을 자는 것이 어려움. 또는 잠을 너무 많이 잠 | 0 | 1 | 2 | 3 |
| 4 | 피곤하다고 느끼거나 기운이 거의 없음 | 0 | 1 | 2 | 3 |
| 5 | 입맛이 없거나 과식을 함 | 0 | 1 | 2 | 3 |
| 6 | 자신을 부정적으로 봄-혹은 자신이 실패자라고 느끼거나 자신 또는 가족을 실망시킴 | 0 | 1 | 2 | 3 |
| 7 | 신문을 읽거나 텔레비전 보는 것과 같은 일에 집중하는 것이 어려움 | 0 | 1 | 2 | 3 |
| 8 | 다른 사람들이 주목할 정도로 너무 느리게 움직이거나 말함. 또는 반대로 평상시보다 많이 움직여서, 너무 안절부절못하거나 들떠 있음 | 0 | 1 | 2 | 3 |
| 9 | 자신이 죽는 것이 더 낫다고 생각하거나 어떤 식으로든 자신을 해칠 것이라고 생각함 | 0 | 1 | 2 | 3 |
| **합계** | | | | | |

〈국립정신건강센터 국가트라우마센터〉

▶ 평가 방법

| | |
|---|---|
| 정상<br>(총점 0~4점) | 적응상의 지장을 초래할 만한 우울 관련 증상을 거의 보고하지 않았다. |
| 경미한 수준<br>(총점 5~9점) | 경미한 수준의 우울감이 있으나 일상생활에 지장을 줄 정도는 아니다. |
| 중간 수준<br>(총점 10~14점) | 중간 수준의 우울감을 비교적 자주 경험하는 것으로 보고하였다.<br>직업적, 사회적 적응에 일부 영향을 미칠 수 있어 주의 깊은 관찰과 관심이 필요하다. |
| 약간 심한 수준<br>(총점 15~19점) | 약간 심한 수준의 우울감을 자주 경험하는 것으로 보고하였다.<br>직업적, 사회적 적응에 일부 영향을 미칠 때 정신건강 전문가의 도움을 받아보기를 권한다. |
| 심한 수준<br>(총점 20~27점) | 광범위한 우울 증상을 매우 자주, 심한 수준에서 경험하는 것으로 보고하였다.<br>일상생활의 다양한 영역에서 어려움이 초래될 경우 추가적인 평가나 정신건강 전문가의 도움을 받아보기를 권한다. |

## 3. 불안 증상 자가 진단

| 지난 2주일 동안 당신은 다음의 문제들로 인해서 얼마나 자주 방해를 받았습니까? | | 전혀 방해 받지 않았다 | 며칠 동안 방해 받았다 | 7일 이상 방해 받았다 | 거의 매일 방해 받았다 |
|---|---|---|---|---|---|
| 1 | 초조하거나 불안하거나 조마조마하게 느낀다 | 0 | 1 | 2 | 3 |
| 2 | 걱정하는 것을 멈추거나 조절할 수가 없다 | 0 | 1 | 2 | 3 |
| 3 | 여러 가지 것들에 대해 걱정을 너무 많이 한다 | 0 | 1 | 2 | 3 |
| 4 | 편하게 있기가 어렵다 | 0 | 1 | 2 | 3 |
| 5 | 쉽게 짜증이 나거나 쉽게 성을 내게 된다 | 0 | 1 | 2 | 3 |
| 6 | 너무 안절부절못해서 가만히 있기가 힘들다 | 0 | 1 | 2 | 3 |
| 7 | 마치 끔찍한 일이 생길 것처럼 두렵게 느껴진다 | 0 | 1 | 2 | 3 |
| 합계 | | | | | |

▶ 평가 방법

| | |
|---|---|
| 정상<br>(총점 0~4점) | 주의가 필요할 정도의 과도한 걱정이나 불안을 보고하지 않았다. |
| 경미한 수준<br>(총점 5~9점) | 다소 경미한 수준의 걱정과 불안을 보고하였다.<br>주의 깊은 관찰과 관심이 필요하다. |
| 중간 수준<br>(총점 10~14점) | 주의가 필요한 수준의 과도한 걱정과 불안을 보고하였다.<br>추가적인 평가나 정신건강 전문가의 도움을 받아보기를 권한다. |
| 심한 수준<br>(총점 15~21 점) | 일상생활에 지장을 초래할 정도의 과도하고 심한 걱정과 불안을 보고하였다. 추가적인 평가나 정신건강 전문가의 도움을 받아보기를 권한다. |

# 4

# 우울 증상, 불안 증상을 줄여주는 방법에는
# 무엇이 있을까?

## *1.* 안정화 기법

### (1) 심호흡

긴장하면, 나도 모르게 한숨을 쉬게 되는데, 이게 바로 심호흡이다. 심호흡은 코로 숨을 들이마시고, 입으로 크게 '후~' 하고 내쉬면 된다. 이때 가슴에서 숨이 빠져나가는 느낌에 집중하면서 반복한다.

### (2) 나비 포옹법

나비 포옹법은 갑자기 긴장되어 가슴이 두근대거나, 괴로운 장면이 갑자기 떠오를 때, 두 팔을 가슴 위에서 교차시킨 상태에서 양측 팔뚝에 양손을 두고 나비가 날갯짓하듯이 좌우를 번갈아 토닥토닥 10~15번 정도 두드리면 된다. 자신의 몸을 좌우로 두드려 주고 '셀프 토닥토닥' 하면서 스스로 안심시켜 주는 방법이다.

### (3) 복식호흡

복식호흡은 코로 숨을 들이쉬면서 아랫배가 풍선처럼 부풀어 올랐

다가 코로 숨을 내쉴 때 쏙 들어가게 한다. 천천히 일정하게 숨을 들이쉬고 내쉬면서 아랫배가 묵직해지는 느낌에 집중한다.

## 2. 요가

요가는 인도에서 유래되었고, 심신 단련법 중 하나이다. 산스크리트어 yuj에서 파생된 단어 "yoga"는 영어로 "yoking" 또는 "union"으로 번역된다. 이 수행은 학자 Patanjali에 의해 묘사된 프라나야마(호흡), 아사나(움직임), 그리고 dhyana(명상)를 포함 기존의 운동 형태와는 다르게 정적인 동작, 자세, 호흡을 통해 신체적인 면과 정신적인 면을 동시에 향상시키는 운동법으로 알려져 있다. 요가와 명상은 일반적인 건강뿐만 아니라 스트레스와 불안을 줄이기 위한 비 약물학적인 치료로 적용된다. 요가는 안정 시 혈압과 불안을 줄여주는 효과가 여러 연구 결과에서 증명되었다. 요가 수련을 하는 이유는 다양했다. 에너지 증가(66%), 면역 기능 강화(50%) 및 건강 및 질병 예방(28%) 그리고, 주요 질환으로는 요통(20%), 관절염(6%), 스트레스(6%)로 조사되었다.

한 연구 결과에서는 요가의 효과는 불안과 기분에 영향을 미치는 시간은 20분 정도로 짧다고 했다. 30분 정도의 온라인 학습을 통해 요가를 연습하면 후속 스트레스 요인에 대해서는 반응성 저하나 회복력이 빨라진다는 연구 결과가 있다.

또 다른 연구에서 요가 프로그램은 12주간 그룹으로 진행하였고, 각 60분 세션은 프라나야마 호흡 운동 5분, 준비운동 5분, 아사나(요가 자세) 연습 40분, 사바사나(명상/여유) 연습 10분으로 구성되었다. 블

록과 벨트와 같은 요가 소품이 사용되었고, 참가자들이 안전하고 편안하게 정확한 요가 자세를 취할 수 있도록 각각의 참가자의 특정한 체형과 필요에 따라 수행한다.

요가 자세의 예로는 마운틴 포즈, 아래로 향하는 개, Warrior I, Triangle Pose, Tree Pose, Cat Pose, Child's Pose, Cost Pose 일부 더 어려운 포즈(예: Warrior III, Plow Pose)도 나중에 프로그램에 추가되었으며, 참가자들은 요가 시간 동안 집중력을 유지하고 호흡을 동작과 일치시키도록 지시받았다.

그 결과 요가 집단은 고주파 HRV가 유의하게 증가하고 중재 후 저주파 HRV와 저주파/고주파 비율이 감소했다. 또한, 요가 집단은 또한 우울 증상과 스트레스가 유의하게 감소한다고 보고했다. 하지만, 대조군에서는 변화가 발견되지 않았다. 이와 같은 결과는 우울 증상과 스트레스에 대처하고 HRV의 안정화를 위해서 규칙적인 요가 연습이 효과가 있다고 볼 수 있다.

## (1) 기본 요가 포즈 10가지

(출처: Mayo Clinic)

### ① 아이 자세(Child's pose)

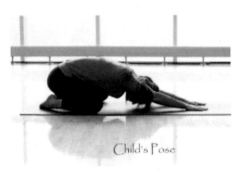

여러분의 호흡을 가다듬기 위해 중요한 요가 자세이다.

무릎과 엉덩이를 구부리고, 어깨 근육을 펴고, 머리를 바닥에 눕히거나 낮은 자세로 땅 속으로 긴장을 풀어준다. 이 자세로 30초까지 유지한다.

### ② 전사 2 자세(Warrior 2 pose)

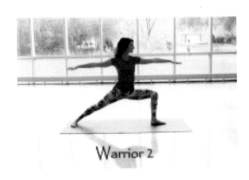

앞무릎은 90도 각도이고, 뒷다리는 발이 바깥쪽을 향하도록 뻗어 있다. 팔은 앞과 뒤를 향해 뻗어 있고, 초점은 앞 손에 있는 손가락 바로 너머에 있다.

### ③ 역전사 자세(Reverse Warrior)

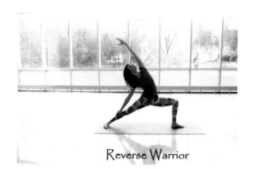

워리어(Warrior)와 비슷하지만, 옆으로 뻗거나 구부리는 동작이 포함되어 있다. 팔이 앞뒤로 펴지는 대신, 한쪽 팔은 위쪽으로 뻗고, 다른 한쪽 팔은 아래쪽 다리를 잡아 몸을 가볍게 지탱한다.

### ④ 나무 자세(Tree pose)

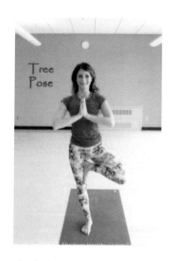

나무 자세는 균형을 위한 도전적인 자세일 수 있지만, 대부분의 도전은 집중력을 유지하기 위해 노력하는 것과 함께한다. 우리의 일상생활에서는 균형을 잡을 수 있는 것이 너무 많고, 요가는 우리의 몸과 균형을 맞출 수 있는 자세이다. 효과적인 고관절 개방과 코어 강화 운동이다. 균형 잡기 어려우면 구부린 다리를 낮춰서 자세를 유지할 수 있다.

### ⑤ 막대 자세(Chaturanga pose)

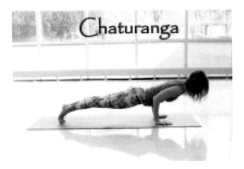

조금 연습이 된 요가 수련자를 위한 자세이다. 손의 위치가 약간 다르다는 점을 제외하면, 그 자세는 팔굽혀펴기 자세와 비슷하다.

바닥과 등이 평행하게 위치하고, 만일 자세 유지가 어렵지 않다면 매트에서 이 자세를 몇 초 동안 유지한 다음, 팔굽혀펴기를 수행하는 것처럼 땅을 향해 천천히 몸을 내린다.

### ⑥ 소 자세(Cow pose)

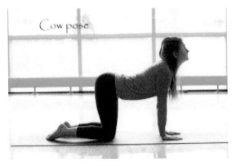

소 자세는 척추를 펴는 좋은 운동이다. 매트에 네발로 기는 자세에서 머리를 들어 올려 척추를 땅을 향해 누른다. 호흡한 다음 척추를 천천히 들어 올려 약간의 무지개 모양 아치를 만든 다음 다시 소 자세로 전환한다.

### ⑦ 다운독 자세(Downward facing dog pose)

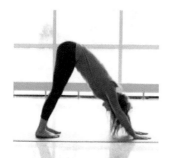

Downward Facing Dog

다운독 자세는 아마도 전국의 많은 요가 수업에서 가장 인기 있는 요가 동작일 것이다. 그 자세는 종아리와 햄스트링을 신장시킬 뿐만 아니라 어깨와 등 위쪽 근육을 강화시키는 데 도움을 준다. 만약 이 자세가 손목이나 어깨에 너무 큰 부담을 준다면, 팔꿈치로 내려가면서 자세를 바꿀 수 있다.

### ⑧ 헝겊인형 자세(Rag doll pose)

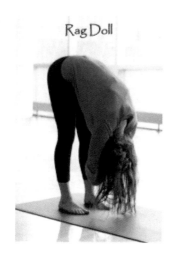

Rag Doll

헝겊인형 자세는 척추를 신장시키는 데 도움이 된다. 기본적으로 무릎이 약간 구부러지고 상체를 앞으로 접고 팔을 껴안고 고개를 숙이다. 원한다면, 이 자세로 천천히 좌우로 흔들 수 있다. 이 자세에서(래그 인형처럼) 긴장을 풀고 느슨해지는 것을 강조하고 숨을 찾으면 된다.

### ⑨ 의자 자세(Chair pose)

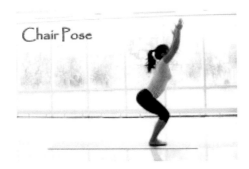

의자 자세는 멋진 햄스트링 익스텐더(햄스트링 익스텐더)이자 코어를 강하게 해준다. 발은 서로 가까이 있고 의자에 앉아 있는 것처럼 천천히 앉은 자세로 움직인다. 팔은 머리 위에서 위로 움직이고, 앞을 바라본다. 이 자세를 20초 동안 유지한다.

### ⑩ 기도하며 비틀기(Prayer Twist)

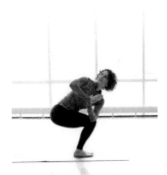

이 자세는 다른 요가 자세들 중 일부에 좋은 변형을 보여준다. 가능하면 발을 가까이 대고 균형 잡힌 자세로 시작해서, 깊이 쪼그리고 앉아 손을 모으고, 반대쪽 팔꿈치가 반대쪽 무릎에 닿도록 상체를 한쪽으로 천천히 비틀어 본다. 자세를 취하기 어렵다면, 쪼그리고 앉기 자세로 시작해서 조금이라도 비틀어 보자.

요가 수트라라는 책에서는 요가의 정의를 '마음의 작용을 없애는 것'이라고 정의하였다. 요가는 계속해서 조금씩 자세를 취하도록 연습하면서 신체적으로는 긴장을 완화하고, 근육으로의 혈류를 증가시키며, 이는 근육의 긴장, 두통, 피로와 같은 스트레스 신체적 증상을 줄여주며, 정신적으로는 마음을 고요하게 하고 평온함과 이완감을 촉진하는 데 도움이 된다고 한다.

## 3. 명상

명상은 라틴어 'mederi(치료하다)'와 인도유럽어 'measure(측정하다)'에서 유래되었고, 내적인 올바른 척도를 스스로 발견하고 마음으로 괴로움을 치료한다는 뜻이다. 스트레스, 불안, 우울감이 높은 현대인의 삶에서 치유가 필요한 상황, 명상의 심리 치료적 효과와 뇌의 가소성(명상의 과학적)이 밝혀지면서 명상에 관한 관심이 높아졌다. 연구들에서 명상은 정서적 증상(불안, 우울증 및 스트레스)을 줄이고 신체적 증상(통증)을 개선하는 데 있어 효과가 있다고 보고 되었다. 명상의 종류는 아래와 같다.

### (1) 집중 명상

불교에서는 지법(samatha)라고 부르며, 특정 활동이나, 말, 개념 등에 마음의 초점을 두는 명상이다.

- 소리 명상은 물소리, 폭포 소리, 파도 소리, 새소리 등에 집중하는 명상이고 눈을 감고 한다.
- 시각 명상은 장작불의 불꽃, 벽시계의 추, 자연 경관에 집중한다. 소음은 차단하고 조용한 장소에서 하거나, 헤드폰으로 외부 소리를 차단한다.
- 걷기 명상은 신체활동 중 다리, 팔의 움직임에 초점을 두는 명상이다.
- 특정한 말, 구절을 읊조리는 명상은 불교 명상에서 볼 수 있다.

## (2) 명상 기반 심리치료 이론 및 프로그램

### ① 마음 챙김 기반 인지치료

**(Mindfulness-Based Cognitive Therapy: MBCT)**

영국에서 우울증 재발 방지 목적으로 개발, 건강염려증, 대인공포증, 공황장애, 조울증 등에 효과가 있었다고 한다. 국내에서도 연구진에 의해 MBCT의 효과가 보고되었다. 분당차병원 정신건강의학과 이상혁 교수연구팀에서 공황장애를 진단받은 환자를 대상으로 마음 챙김 기반 인지치료와 약물치료를 받은 환자군의 치료 효과를 비교하는 연구를 하였다. 약물치료만 받은 환자는 6개월이 지난 후 유의한 증상 호전이 나타났지만, 마음 챙김 기반 인지치료를 병행한 환자군 대비 증상이 완전히 소실된 확률이 낮은 것으로 나타났다. 따라서 위의 결과는 마음 챙김 명상 병행치료는 공황장애에서 장기적 치료 효과를 나타내는 것으로 볼 수 있다.

본 연구는 마음 챙김 명상이 뇌에 미치는 긍정적인 변화와 치료 적응에 대한 과학적 근거를 제시하였으며, 사람의 행동과 생각은 뇌에서 비롯된다고 하지만, 반대로 행동과 생각을 변화시킴으로써 뇌의 변화를 유도할 수 있다는 사실을 보여주었다.

## ② 마음 챙김 기반 스트레스 완화

### (Mindfulness-Based Stress Reduction: MBSR)

MBSR(Mindfulness-Based Stress Reduction)은 1979년 매사추세츠 대학교의 의과대학 부설 병원에서 존카밧진 교수가 만든 마음 챙김 명상법이다. 마음 챙김에 근거한 스트레스 완화라고 한다. 또한, 미국에서는 하버드, 듀크대를 포함한 여러 의과대학에서 주목받고 있으며, 전 세계적으로 720여 의료기관에서 활용되고 있다. 스티브 잡스도 명상 마니아였고, 구글, 페이스북 같은 기업에서도 MBSR을 직원 교육에 도입하고 있다. 마음 챙김에 기반한 스트레스 감소, 만성적 고통과 피로, 우울증, 불안, 말기 암 환자의 정서적 고통 감소에 효과가 있다.

메디컬뉴스투데이의 소식에 따르면 조지타운 대학 메디컬 센터의 새로운 무작위 임상시험에서 8주간 MBSR 프로그램이 일방적인 항우울제인 렉사프로만큼 불안감을 줄여주는 데 효과적이라는 사실을 발견했다고 전했다. 연구팀은 2018년부터 276명의 참가자들을 모집하여 전신성 불안장애, 사회 불안장애, 공황장애, 광장 공포증 중 하나를 진단받은 참가자들이다. 참가자의 불안 증상을 측정하고 두 그룹으로 나누었다. 한 그룹은 에시탈로프

람(렉사프로)을 복용했고, 다른 그룹은 마음 챙김 명상 프로그램에 참여했다. 8주간의 연구 기간이 모두 끝나고 참가자들의 불안 증상을 재평가한 결과 두 그룹 모두 증상의 심각도가 약 30% 감소한 것을 확인하였다. 따라서 연구자들은 MBSR이 불안장애에 일반적으로 사용되는 약물과 유사한 효과를 가진 치료 옵션으로 사용될 수 있다고 제안했다.

이에 호그 박사는 "우리는 불안장애가 종종 걱정과 같은 문제 있는 습관적 사고 패턴으로 특정지어지기 때문에 MBSR이 불안감을 해소하는 데 도움줬을 것으로 생각한다"라고 말했고, "명상은 사람들이 다른 방식으로 생각을 경험할 수 있도록 도와준다"라고 덧붙였다.

### (3) 마음 챙김 명상법

예시를 들어보자. 장현갑 교수님의 마음 챙김 명상 중 일부이다. 손바닥을 편다. 건포도 세 알을 손바닥에 올린다. 건포도를 자세히 들여다 보고, 그중 한 알을 손가락으로 들어 올려 촉감을 느껴준다. 뒤집어도 보고 눌러도 보고 불빛에 비쳐도 본다. 다음으로는 건포도를 귀에 갖다 대본다. 손가락으로 비비면서 소리가 들리는지 들어본다. 다음으로 코 가까이 대본다. 냄새를 맡아본다. 이번엔 입 앞으로 가져온다. 입에 넣지는 말고 입안에서 어떤 반응이 일어나는지 느껴본다. 침이 고이면 어디에서 가장 많이 고이는지 느껴보고, 혀가 움직이는지도 관찰한다. 잠시 후 건포도를 입에 넣는다. 그다음 주의 깊게 입속에서 일어나는 것을 챙겨본다. 씹기 전 건포도의 느낌, 혀끝에 닿는 건포도의 감촉, 침과 혀의 반응에 온 마음을 집중해 본다. 그다음 건포도를 씹는다. 처음 깨무는 순간을 느낀다. 맛을 느끼고, 입안의 어떤 부분에서 맛이 가장 강하게 느껴지는지를 집중해서 살펴본다. 천천히 씹으면서 건포도의 모든 것을 집중해서 느껴본다. 나머지 건포도들도 반복하여 집중하여 마음을 챙겨가며 천천히 씹어 먹는다. 건포도 세 알로 20분쯤 마음을 집중할 수 있다. 이는 불가에서 행하는 참선과 크게 다를 바가 없다. 화두 대신 눈에 보이고 냄새가 나고 맛도 느낄 수 있는 건포도를 이용했다. 우리 감각의 실체를, 깨어 있는 마음을 좇아가기 위한 가장 간단한 훈련이다. 추상이 아닌 건포도라는 실체, 오감을 동원할 수 있는 대상이 눈앞에 있기 때문에 마음 움직임을 따라가기가 비교적 수월하다.

이렇게 천천히 보고 듣고 촉감을 느끼고 냄새 맡고 맛보면서 마음을 찬찬히 살피면 우리 마음에 근육이 생길 수 있다고 한다. 마음 근육은 집중력이기도 하고 포용력이기도 하고 인내력이기도 하다. 실제로 임상 연구에서는 통증 감소, 스트레스 해소, 면역력 증강, 우울증 해소 같은 반응으로 나타나는 게 증명됐다.

자기 몸 안에서 일어나는 여러 감각을 있는 그대로 관찰하면 고통이나 우울감까지 객관적으로 관찰할 수 있게 된다. 또한 만성통증 환자가 명상 수련을 반복하면 통증을 그저 바라볼 뿐 아픔을 느끼지 않게 된다. 우울증이나 불안감이 높은 환자는 우울을 일으키는 생각 자체를 바라봄으로써 우울이나 불안 속에 빠져들지 않게 된다고 한다.

# 5

## 아로마 테라피

~~~~~~~~~~~~~~~~~~~~~~~~~~~~~~~~~~~~~~~~~~~~~~~~~~~~~~~~~~~~~~~~~~~~~~~~~~~~~

　인간은 수천 년 동안 아로마 테라피를 사용해 왔다. 중국, 인도, 이집트 그리고 다른 곳의 고대 문화들은 밤, 그리고 오일에 아로마 테라피 성분을 포함했다. 이러한 천연 물질들은 의학적 그리고 종교적인 목적으로 사용되었고, 그것들은 신체적, 심리적인 이점을 모두 가지고 있는 것으로 알려져 있다.

　에센셜 오일 증류는 10세기 페르시아 사람들이 사용한 것으로 추정되지만, 그 이전에도 오랫동안 사용되었을 수 있다. 에센셜 오일 증류에 관한 정보는 16세기 독일에서 발표되었고, 에센셜 오일이 질병을 치료할 가능성을 19세기 프랑스 의사들에 의해 전해졌다. 아로마 테라피라는 용어는 1937년에 출판된 프랑스의 조향사이자 화학자인 르네 모라이스 가테포세가 쓴 책 "방향족 요법"에서 만들어졌다. 아로마 테라피는 향을 맡거나, 피부에 흡수시키는 형태가 있다. 디퓨저, 방향성 스츠리처, 흡입기, 입용 소금, 오일, 점토 팩 등이 해당하고, 제일 많이 사용되는 형태는 오일의 형태이다.

　한 예로, 미국의 미네소타 메이요 클리닉에서 탁산을 포함한 항암요법으로 생기는 고통스러운 비강 증상을 완화하는 데 도움이 된다고 보고했다. 코피, 콧속 건조, 통증 등을 포함하고, 암 치료를 받는 환자의 약 40%에서 나타나고 탁산 항암요법을 받는 환자는 70%까지 발생한다. 연구팀은 2007년부터 10년 동안 메이요 클리닉에서 비강 스프레이 처방받은 유방암 환자 40명에게 설문지로 조사를 했다. 비강 증상 완화도를 1에서 4까지로 책정했을 때 사용자의 55%는 '보통'인 2점을, 30%는 '극적인 효과'인 3점을, 10%는 '증상이 뚜렷하게 나아짐'인 4점을 매겼다. 한 환자는 거의 효과를 보지 못했다고 밝혔다. 로즈제라늄 오일이 비강 증상을 완화하는 데 어떤 작용을 하는지 아직 명확하게 밝혀지지 않았다"라고 연구의 제한점을 밝히며 앞으로 긍정적인 연구가 필요하다고 덧붙였다.

일본의 연구에서는 유자 향을 10분 정도만 흡입해도 황체기에 부교감신경을 활성화해서 심박수가 많이 감소하고 또한 profile of Mood States(POMS) 테스트 결과 유자 에센셜 오일을 흡입하면 아로마 자극 후 35분 동안 전체적인 기분 장애와 함께 긴장-불안, 분노-적대성, 피로 등의 일반적인 월경 전 부정적 증상이 많이 감소하는 것으로 나타났다.

이처럼 에센셜 오일의 적용은 다양하고 그 효과도 어느 정도 입증이 되었다고 볼 수 있다.

## 1. 에센셜 오일을 사용하는 방법

에센셜 오일을 사용하는 방법에는 4가지가 있다. 가장 많이 사용하는 방법은 에센셜 오일을 국소 피부에 바르는 것이다. 에센셜 오일을 흡수시키는 4가지 방법에 대한 설명은 다음과 같다.

① 에센셜 오일의 피부 흡수와 함께 바르는 국소 용제, 마사지, 향목욕, 화장품,향수 등이 그 예이다.

② 콧구멍으로 흡입하여 에센셜 오일을 흡수시킨다. 증기, 아로마 스톤, 오일 향이 나는 천 조각 등으로 디퓨저를 통해 직접 흡입하는 것이고, 간접 흡수의 예로는 스프레이 형태와 캔들 왁스, 세제, 욕실 세정제 등이 있다.

③ 에센셜 오일의 경구 흡수 예로는 젤라틴 캡슐과 안전한 희석 용량의 에센셜 오일이 있다.

④ 에센셜 오일의 내부 흡수. 그 예로는 향이 나는 구강 세정제와 향이 나는 좌약 또는 질 세척제가 있다. 에센셜 오일은 처방약 및 한약재에 향을 내기 위해 사용된다.


## 2. 에센셜 오일 사용 시 주의 사항

① 에센셜 오일은 가연성이므로 에센셜 오일에 직사광선에 침투하지 않도록 색 칠해진 원래의 병 안에 넣어 서늘하고 어두운 곳에 보관해야 하며, 뜨거운 여름날, 에센셜 오일을 뜨거운 차에 방치하면 연소 반응을 일으켜 불꽃과 화재를 유발할 수 있다.

② 안전하게 전문적으로 교육을 받은 사람들의 도움을 받아서 사용한다.

③ 에센셜 오일은 순도가 매우 높고 고농축된 것이므로 병에 직접 코를 대고 향을 맡는다거나, 한꺼번에 많은 양을 사용하면 머리가 아프다든지 순간적으로 쇼크를 받는 등 부작용을 일으킬 수

있으므로 주의한다.

④ 에센셜 오일을 잘못 취급하여 피부에 쏟았거나 알레르기 반응이 일어났을 때는 흐르는 물로 그 부분을 최저 20분간 씻어낸다. 영국의 아로마 테라피스트(『여성을 위한 아로마 테라피』의 저자) 마기 티설랜드는 이러한 경우에 순수한 올리브오일이나 캐리어 오일을 피부에 발라 에센셜 오일을 희석 분산시킬 것을 권유하고 있다. 그래도 따끔따끔하거나 가라앉지 않으면 의사와 상담한다.

⑤ 오일이 눈에 들어갔을 때도 즉시 냉수로 충분히 씻어내야 하는데, 충혈이나 통증, 또는 가려움증이 계속되면 바로 병원을 찾아간다. 또 에센셜 오일에는 유칼리와 같이, 캐리어 오일에 섞어 바르는 것은 안전하지만 내복하면 유독한 것이 있다. 혹시 에센셜 오일에 의한 중독 증상이 있거나 어린이가 에센셜 오일을 마셨을 때는 반드시 응급처치를 받도록 한다.

## *3.* 에센셜 오일을 생산하는 식물들

| Essential oils | Parts of the plant |
| --- | --- |
| Bergamot, lemon, Lime, sweet orange, tangerine, mandarin | Fruit peel |
| Cinnamon | Bark |
| Citronella, lemongrass, petitgrain, palmarosa, patchouli | Leaves |
| Geranium, lavender, rosemary, spike lavender | Entire plant |
| Ginger, vetiver | Roots |
| Jasmine, neroli(orange blossom), rose, ylang ylang | Flowers |

# 6

## 산림에서
## 평안을 찾다

### 1. 산림욕

삼림욕이란 말은 한 번쯤을 들어봤을 것이다. 이 많은 1982년 일본 농림수산부가 만든 말이고 일본어로는 신린요쿠라고 하고, 영어로는 삼림욕이라는 의미로 forest-bathing이라고 한다. 산림에서의 활동은 사람의 심적 평안함과 안정감에 도움을 준다. 다음은 산림이 주는 효과에 대한 예이다.

2010년 시행된 연구이다. 연구는 참여자 280명을 대상으로 140면은 숲에서, 140명은 도시에서 시간을 보냈다. 숲에서 시간을 보낸 참여자들은 도시에서 시간을 보낸 참여자들과 비교했을 때 스트레스 호르몬이라고 불리는 코르티솔 수준이 떨어지고, 심박률과 혈압이 낮아졌다고 한다. 다시 말하면, 숲에 있을 때 도시에 비해 스트레스를 덜 경험했다는 뜻이다. 자연에서 시간을 보내면 다음뿐만 아니라 신체도 튼튼해진다.

2011년에는 산림 치료가 유익하다는 또 다른 연구 결과가 보고되었다. 신린요쿠는 혈압과 혈당 수치를 조절하는 데 도움이 되는 단백질인 아디포넥틴에 긍정적인 향을 미치는 것으로 보고되었다. 삼림욕이 반드시 혈압을 조절하는 데 영향을 미치는 것은 아니지만 상당한 방식으로 우울증을 감소시키는 것으로 나타났다.

나무와 풀은 피톤치드라는 성분을 뿜어내며 곤충으로부터 자신을 보호하고 썩는 것을 예방한다고 한다. 피톤치드는 '식물성 살생 물질'이라는 의미로 그리스어의 '식물의'라는 뜻의 'phyton'과 '죽이다'라는 뜻의 'cide'의 합성어로, 1937년 러시아 레닌그라드 대학교의 생화학자 보리스 토킨(Boris P. Tokin)이 처음 사용한 용어이다. 숲에서 느끼는 청량한 공기는 나무들이 피톤치드를 발산하기 때문이며, 삼림욕은 울창한 숲속을 찾아 대기 중의 피톤치드를 호흡기와 피부로 접하는 것을 말한다.

나무마다 발산하는 피톤치드의 양과 종류에는 차이가 있는데, 활엽수보다는 침엽수가 가장 많은 피톤치드를 발산하고 그 효과도 뛰어나다. 오늘날 피톤치드는 침엽수에서 발산하는 테르펜계의 복합유기화합물을 가리키며 산림치유의 핵심 물질로 인식되고 있다. 이와 같은 물질 때문에 나뭇가지나 잎을 자르고 비비면 식물마다 나는 향이 다른데, 식물이 가지고 있는 휘발성 성분인 피톤치드 때문이다.

## 2. 피톤치드 효능 효과

- 테르펜(Terpene): 테르펜은 가장 많이 알려진 피톤치드이다. 식물 유기 화합물 중 탄소 수의 수가 5배수인$(C5H8)n$인 화합물의 총칭이다. α-테르펜, β-테르펜, d-리모넨, 캠펜이 있다.

- α-테르펜은 항균, 살충, 스트레스 감소와 항산화 등의 효과
- β-pinene은 항우울, 혈압 안정, 항균 등의 효과
- d-limonene은 항산화, 항염, 면역 기능 향상 효과
- camphene은 항균, 항산화 진통 억제 효과 등이 있는 것으로 알려져 있다.


## 3. 산림치유 프로그램

현대인들은 도시화, 산업화 등의 영향으로 각종 스트레스뿐만 아니라 만성질환과 환경성 질환이 증가하고 있는데, 이에 따라 산림이 울창한 숲에서 발생하는 피톤치드 물질로 인체의 면역력을 높이고 건강을 회복·증진하는 산림치유 프로그램과 기술개발에 관한 관심이 지속해서 증가하고 있다.

### (1) 산림치유란?

숲은 인간의 몸을 건강하게 한다. 산림치유는 숲에 존재하는 다양한 환경요소를 활용하여 인체의 면역력을 높이고, 신체적 정신적 건강을 회복시키는 활동이다. 산림치유는 질병의 치료행위가 아닌 건강의 유지를 돕고 면역력을 높이는 치유 활동이다.

### (2) 산림의 치유 인자

산림은 경관, 피톤치드, 음이온, 산소, 소리, 햇빛과 같은 치유 인자들로 구성되어 있다.

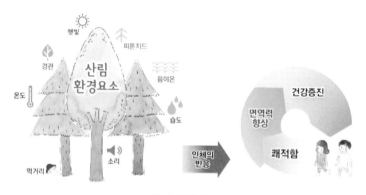

〈출처: 산림청〉

① 경관

산림을 이루고 있는 녹색은 눈의 피로를 풀어주며 마음의 안정을 가져온다. 시간에 따라 변화하는 산림의 계절감은 또 하나의 매력으로 인간의 주의력을 자연스럽게 집중시켜 주어 피로감을 풀어주는 효과가 있다.

② 피톤치드

산림 내 공기에 존재하는 휘발성의 피톤치드는 인간의 후각을 자극하여 마음의 안정과 쾌적감을 가져온다.

③ 음이온

일상생활에서 산성화되기 쉬운 인간의 신체를 중성화시키는 음이온은 산림의 호흡작용, 산림 내 토양의 증산작용, 계곡 또는 폭포 주변과 같은 쾌적한 자연환경에 많은 양이 존재한다.

④ 소리

산림에서 발생하는 소리는 인간을 편안하게 하며, 집중력을 향상
시키는 비교적 넓은 음폭의 백색소음(white sound)의 특성이 있
다. 산림의 소리는 계절마다 다른 특성을 가지며, 봄의 산림 소리
는 가장 안정된 소리의 특징을 보인다.

⑤ 햇빛

산림에서 도시보다 피부암, 백내장과 면역학적으로 인체에 해로
운 자외선(UVB) 차단 효과가 뛰어나 오랜 시간 야외활동이 가능
하다. 햇빛은 세로토닌을 촉진시켜 우울증을 예방하거나 치료하
는 방법으로 넓게 활용되고 있으며, 뼈를 튼튼하게 하고 세포의
분화를 돕는 비타민 D 합성에 필수적이다.

따라서, 산림에서 휴양하며, 신체적, 정신적 건강을 보듬어 보는 시
간을 가져보는 것은 매우 유익할 것으로 생각된다.

우리나라에도 현재 여러 곳에서 한국산림복지진흥원에서 운영하는
숲 체험 프로그램이 다양하다.

치유라는 점에서 산림치유 프로그램에 참여할 수 있는 대상자는 환
자라고 생각되기 쉬우나 특정 질환이나 질병이 있는 환자군뿐 아니라
일반인, 어린이들을 포함하여 심신의 회복과 휴양, 생활 습관 개선 등
신체와 정신의 건강을 원하는 모두가 대상이 된다. 이에 따라, 전문 산
림치유사 과정이 대학에 개설되고 있고, 전문가 과정을 거쳐 적절한
자격을 갖춘 전문가를 양성하고 있다.

산림의 효과를 근거로 산림치유의 영역을 세분화하여 분류하였는데, 그 영역은 아래 테이블과 같다. 식물요법, 물 요법, 식이요법, 정신요법, 기후요법, 운동요법 등 6가지로 구분하고 있다. 6가지 중 일부 또는 전부를 활용하는 여러 가지 혼합 프로그램들을 비롯하여 산림을 이용한 다양한 산림치유 요법에 관한 연구들이 많이 발표되고 있다.

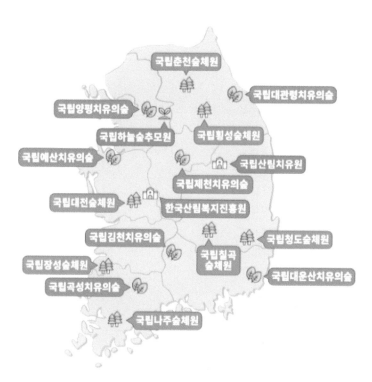

〈숲 체험 프로그램 종류〉

| 산림치유 요법 | 정의 | 운영 프로그램 |
|---|---|---|
| Plant therapy | 식물을 활용한 건강증진 활동 | 삼림욕, 산책, 운동회, 이웃과 어울리는 활동 등 체류시간이 긴 활동 |
| Water therapy | 숲속 물을 활용한 건강증진 활동 | 발과 팔을 계곡물 또는 냇가에 담그거나 물을 따라 걷는 활동. |
| Diet therapy | 건강한 식생활과 관련된 활동과 먹을 수 있는 식물, 요리법 및 식이요법에 대한 활동 | 플라워 케이크 만들기, 수박 파티, 음식 만들기 등의 활동 |
| Psycho therapy | 숲속에서 명상과 생각을 하면서 심리적 안정을 통해 건강을 증진시키는 활동 | 나의 키워드 찾기, 나만의 키워드 찾기, 나의 소중한 가치, 나를 위해 이름을 지어주는 활동 |
| Climate therapy | 산림기후 요소를 활용한 건강증진 활동 | 아침 산책. 야간산책, 트래킹, 야간 생태탐색, 하이킹 등의 활동 |
| Exercise therapy | 숲의 풍경과 지리를 활용한 운동을 통해 건강을 증진시키는 활동 | 산림운동회, 등산, 트래킹, 하이킹 등의 활동 |

# 7

# 웃음 치료

유머 치료는 유머를 사용하여 통증과 스트레스를 완화하고 개인의 행복감을 향상시키는 데 도움이 되는 일종의 치료법이다. 이는 암과 같은 심각한 질병에 대처하는 데 도움이 될 수 있다. 유머 치료에는 웃음 연습, 광대, 코미디 영화, 책, 게임 및 퍼즐이 포함될 수 있으며 웃음 치료라고도 한다.

옥스퍼드 영어 사전에서는 유머를 '재미를 자극하는 말, 행동, 글'이라고 정의한다. 유머에는 인지적, 정서적, 행동적, 정신 생리적, 사회적 측면이 포함된다. 실제로 웃음은 유머러스한 경험의 가장 일반적인 행동 표현이다. 유머와 웃음은 일반적으로 기분 좋은 감정과 관련이 있다.

## 1. 한국 보완·대체요법 간호사회의 웃음 요법의 범위와 효과

① 웃음소리, 웃음 운동, 웃음 명상 및 자기표현 등으로 구성
② 즐거움을 신체화하여 웃음으로 표현함으로써
③ 신체적, 정신적, 사회적, 영적 측면에서
④ 대상자의 질병 치료 상황에 대한 대처 능력을 향상해

⑤ 건강을 증진할 수 있도록 돕는 것을 의미함

웃음 요법은 대상자별로 4회기 또는 8회기 이상의 프로그램을 적용하여 암 환자, 소아·청소년, 노인, 화상 재활, 호스피스, 정신건강 관련 환자들의 신체적, 정신적, 심리·사회적 돌봄은 물론 가족의 건강, 사회적 건강증진에도 큰 역할을 담당하고 있다.

또한, 유머는 폐활량을 늘리고, 복근을 강화하며, 면역체계에서 생성되는 주요 항체 중 하나인 면역글로불린 A를 증가시키는 것으로 보고된다. 또한, 유머는 코티졸, 성장호르몬, 에피네프린의 감소에 영향을 준다고 한다.

## 2. 잘 웃는 방법

① 더 크게 웃자
② 작은 부분을 놓치지 말자
③ 시간이나 양을 정해 놓고 웃자
④ 웃음 친구를 만들자
⑤ 스마일 라인 정하기
⑥ 가족과 함께 웃기

# 8

# 참선

불교에서 '선(禪)'이라는 단어는 산스크리트어 'Dhyāna'에서 파생되었으며, '악을 버리다'와 '명상'을 의미한다. 이는 고대 철학에서 유래되었다. 프라나야마와 함께 앉아서 명상하는 뉴조(불교 산스크리트어, 중국어: 루딩, 入정)'라는 방법은 자신의 욕망을 억누르고 자기 행동과 문제를 성찰하며 어떤 것에도 마음을 두지 않는 수행으로 불교에 도입되었다. 외부 세계의 악. 이 수행을 불교에서는 '좌선' 또는 '명상'이라고 부르는데, 성찰(인지적)과 명상(행동적)을 통해 외부 영향에서 벗어나 마음을 평화롭게 할 수 있다.

좌선에는 깨달음을 얻기 위해 외부 간섭에서 벗어나 '내적 성찰'(자신의 신념뿐만 아니라 자신의 신앙 과정에 대한 자기 성찰이 포함됨)과 '명상'을 통한 몸과 마음의 조정이 모두 필요하다. 건강한 상태를 달성하기 위해. 이 치료법은 일본에서 "내시력 치료"로 발전했으며, 1,000년 이상 후에 유럽에 흡수되었다. 독일에서 Hewels는 전 세계의 심리 및 기타 도움 기술에 영향을 미친 명상에 기반한 심리 치료법인 "자가 치료"를 창안했다. Coleman은 불교의 무아 교리가 포스트모던 사회에서 발생할 수 있는 자아의 분열을 해결하는 데 도움이 될 수 있다고 한다. 불교 명상 수련은 현재 심리학에서 정신 장애 치료에 사용되는 일부 인지 행동 치료법(내담자와 협력하여 자신에 대한 부정적인 믿음을 바꾸는 일 포함)을 뒷받침한다.

현대인들은 영적, 정신적 건강 증진과 관련된 운동으로 좌선을 활용하는 경향이 더 높다.

## 참선 수행의
## 기초에 대해 알아보자

### ① 관법(觀法)

관법은 어떤 한가지 대상을 생각함으로써 무기에 빠지지 않고 다른 번뇌가 일어날 틈을 주지 않는 공부 방법을 말한다. 그중 대표적인 3가지를 소개한다.

### 첫째 백골관(白骨觀)

사람이 죽어서 살이 검어지고 고름이 생기며 살이 썩어 들어가 벌레가 꼬이며 나중에는 백골만 남는 것을 차례로 관(觀)하게 한다. 이렇게 백골만을 관(觀)하게 함으로써 욕심을 없애고 무기에 빠지지 않고 다른 번뇌가 일어날 틈을 안 주는 방법이다.

### 둘째 자비관(慈悲觀)

지장경에 나오는 지옥의 참담한 모습을 항상 생각하게 함으로써 성내는 마음을 없애고 무기에 빠지지 않고 다른 번뇌가 일어날 틈을 안 주는 방법이다.

### 셋째 수식관(數息觀)

호흡에 맞추어 1부터 시작하여 100까지를 세게 하고 다음에는 거꾸로 100부터 1까지 다음에는 홀수만 세게 하고 다음에는 짝수만 세게 하기도 한다. 이와 같은 방법을 통하여 어리석음을 없애고 무기에 빠지지 않고 다른 번뇌가 일어날 틈을 안 주는 방법이다.

### ② 념념상속법(念念相續法)

념념상속법(念念相續法)은 어떤 한가지 번뇌를 생각이 이어지게 함으로써 무기에 빠지지 않고 다른 번뇌가 일어날 틈을 안 주는 공부 방법이다.

### 첫째 염불법(念佛法)

부처님의 명호들, 예를 들면 관세음보살, 아미타불, 지장보살 등등 중의 하나만을 생각하여 이어지게 함으로써 무기에 빠지지 않고 다른 번뇌가 일어날 틈을 안 주는 방법이다.

### 둘째 주력법(呪力法)

부처님께서 설하신 진언들, 예를 들면 옴마니 반메훔, 옴 치림, 옴 살바못자 모지 사다야 사바하, 신묘장구 대다라니 등등 중의 하나만을 선택하여 그것만을 생각이 이어지게 함으로써 무기에 빠지지 않고 다른 번뇌가 일어날 틈을 안 주는 방법이다.

### ③ 의심법(疑心法) - 화두법(話頭法)

이 방법은 최후에 공부를 마무리할 때 즉 세번뇌를 없앨 때 쓰는 방법으로서 이때는 스승이 결정적인 역할을 한다. 스승이 제자를 보니 공부가 거의 끝나갈 경지에 이르렀다는 것을 알았다. 이때 스승이 제자에게 격외도리(格外道理)를 거량하여 의심을 돈발(頓發)시켜 분다. 이렇게 돈발(頓發)된 의심 때문에 무기에 빠지지 않고 다른 번뇌가 일어날 틈을 주지 않는 방법이다.

# 참고 문헌

- Alhawatmeh HN, Rababa M, Alfaqih M, Albataineh R, Hweidi I, Abu Awwad A: The Benefits of Mindfulness Meditation on Trait Mindfulness, Perceived Stress, Cortisol, and C-Reactive Protein in Nursing Students: A Randomized Controlled Trial. *Advances in medical education and practice*. 2022;13: 47-58.

- Amici P: The Humor in Therapy: the Healing Power of Laughter. *Psychiatria Danubina*. 2019;31(Suppl 3): 503-508.

- Atchley, A., Strayer, D., & Atchley, P. (2012). Creativity in the wild: improving creative reasoning through immersion in natural settings.

- Atchley RA, Strayer DL, Atchley P: Creativity in the wild: improving creative reasoning through immersion in natural settings. *PloS one*. 2012;7(12): e51474.

- Atchley RA, Strayer DL, Atchley P (2012) Creativity in the Wild: Improving Creative Reasoning through Immersion in Natural Settings. PLoS ONE 7(12): e51474. https://doi.org/10.1371/journal.pone.0051474

- Bennett PN, Parsons T, Ben-Moshe R, et al.: Laughter and humor therapy in dialysis. *Seminars in dialysis*. 2014;27(5): 488-493.

- Chae YR, Kim JH, Kang HW. Literature review of foresr healing therapy on korean Adults. *Journal of Korean Biological Nursing Science* 2018;20(2): 122-131

- Chu IH, Wu WL, Lin IM, Chang YK, Lin YJ, Yang PC: Effects of Yoga on Heart Rate Variability and Depressive Symptoms in Women: A Randomized Controlled Trial. *Journal of alternative and complementary medicine* (New York, N.Y.). 2017;23(4): 310-316.

- Cohen, S., Kamarck, T., & Mermelstein, R. (1983). A global measure of perceived stress. *Journal of Health and Social Behavior*, 24, 385-396.

- Cohen, S., & Williamson, G. (1988). Perceived stress in a probability sample of the United States. In S. Spacapan & S. Oskamp (Eds.), *The social psychology of health* (pp. 31-67). Newbury Park, CA: Sage.

- Fincham GW, Mavor K, Dritschel B: Effects of Mindfulness Meditation Duration and Type on Well-being: an Online Dose-Ranging Randomized Controlled Trial. *Mindfulness*. 2023;14(5): 1171-1182.

- Gandolfi MG, Zamparini F, Spinelli A, Prati C: Āsana for Neck, Shoulders, and Wrists to Prevent Musculoskeletal Disorders among Dental Professionals: In-Office Yóga Protocol. *Journal of functional morphology and kinesiology*. 2023;8(1).

- Kim HJ. Reliability and Validity of the 4-Item Version of the Korean Perceived Stress Scale. *Resesrch Nurse Health*. 39(6) 2016;39: 472-479

- Kfrerer ML, Rudman DL, Aitken Schermer J, Wedlake M, Murphy M, Marshall CA: Humor in rehabilitation professions: a scoping review. *Disability and rehabilitation*. 2023;45(5): 911-926.

- Li et al. Phytoncides (wood essential oils) induce human natural killer cell activity. *Immunopharmacol immunotoxicol.* 2006; 28(2): 319-33.

- Li Q, Nakadai A, Matsushima H, et al.: Phytoncides (wood essential oils) induce human natural killer cell activity. *Immunopharmacology and immunotoxicology.* 2006;28(2): 319-333.

- Lindheimer JB, O'Connor PJ, Dishman RK. Quantifying the placebo effect in psychological outcomes of exercise training: a meta-analysis of randomized trials. *Sport Med.* 2015;45: 693-711.

- Matsumoto T, Kimura T, Hayashi T: Does Japanese Citrus Fruit Yuzu (Citrus junos Sieb. ex Tanaka) Fragrance Have Lavender-Like Therapeutic Effects That Alleviate Premenstrual Emotional Symptoms? A Single-Blind Randomized Crossover Study. *Journal of alternative and complementary medicine* (New York, N.Y.). 2017;23(6): 461-470.

- Miller PE, Eaton JS: Medical anti-glaucoma therapy: Beyond the drop. *Veterinary ophthalmology.* 2021;24 Suppl 1: 2-15.

- Morita E, Naito M, Hishida A, et al.: No association between the frequency of forest walking and blood pressure levels or the prevalence of hypertension in a cross-sectional study of a Japanese population. *Environmental health and preventive medicine.* 2011;16(5): 99-306.

- Papadopoulos AS, Cleare AJ: Hypothalamic-pituitary-adrenal axis dysfunction in chronic fatigue syndrome. Nature reviews. *Endocrinology.* 2011;8(1):22-32.

- Park BJ, Tsunetsugu Y, Kasetani T, Kagawa T, Miyazaki Y: The physiological effects of Shinrin-yoku (taking in the forest atmosphere or forest bathing): evidence from field experiments in 24 forests across Japan. *Environmental health and preventive medicine.* 2010;15(1): 18-26.

• Park, J. O., & Seo, Y. S. (2010). Validation of the Perceived Stress Scale (PSS) on samples of Korean university students. *Korean Journal of Psychology: General, 29,* 611-629.

• Park et al. (2010) The physiological effects of Shinrin-yoku (taking in the forest atmosphere or forest bathing): evidence from field experiments in 24 forests across Japan. *Environ Health Prev Med.* Jan;15(1): 18-26. doi: 10.1007/s12199-009-0086-9.

• Petrovic J, Milad JM, Mettler J, Hamza CA, Heath NL: Surprise and delight: Response to informal versus formal mindfulness among university students with self-injury. *Psychological services.* 2023.

• Ramsey JT, Shropshire BC, Nagy TR, Chambers KD, Li Y, Korach KS: Essential Oils and Health. *The Yale journal of biology and medicine.* 2020;93(2): 291-305.

• Reis D, Jones T: Aromatherapy: Using Essential Oils as a Supportive Therapy. *Clinical journal of oncology nursing.* 2017;21(1):16-19.

• Royant-Parola S, Hartley S, Reynaud E, et al.: [Sleep in a performance artist: Eight days and seven nights sitting inside a metal sculpture]. L'Encephale. 2023.

• Tabatabaeichehr M, Mortazavi H: The Effectiveness of Aromatherapy in the Management of Labor Pain and Anxiety: A Systematic Review. *Ethiopian journal of health sciences.* 2020;30(3):449-458.

- Tse MM, Lo AP, Cheng TL, Chan EK, Chan AH, Chung HS: Humor therapy: relieving chronic pain and enhancing happiness for older adults. *Journal of aging research.* 2010;2010: 343574.

- van der Wal CN, Kok RN: Laughter-inducing therapies: Systematic review and meta-analysis. *Social science & medicine* (1982). 2019;232: 473-488.

- https://nct.go.kr/

- https://dahlc.mayoclinic.org/2015/09/15/10-common-yoga-poses/

- https://post.naver.com/viewer/postView.naver?memberNo=38666163&volumeNo=34806843&isInf=true

- https://www.forest.go.kr/kfsweb/kfi/kfs/cms/cmsView.do?mn=NKFS_03_06_01_01&cmsId=FC_001569

- https://doi.org/10.1371/journal.pone.0051474

# 제8장

# 올바른 영양소 섭취로 건강을 유지하다

최근 영양에 관한 관심이 높아지고 다양한 식재료와 섭취 방법에 대한 정보가 많아지고 있고, 영양소 섭취기준이 국가 차원에서 제시되고 있다. 따라서, 식품 재료의 기능성 내용 및 섭취 시 주의 사항을 잘 숙지하여 건강한 영양소 섭취로 자연치유를 해야 한다. 자연치유를 위한 영양소를 섭취할 때 주의할 사항으로 식품의 재료 및 기능성 내용으로 다음과 같다.

# 기능성 원료

건강기능식품의 제조에 사용되는 기능성을 가진 물질로서 다음에 해당해야 한다.

(1) 동물·식물·미생물 기원의 원재료를 그대로 가공한 것
(2) 동물·식물·미생물 기원의 원재료를 그대로 가공한 것의 추출물·제물
(3) 동물·식물·미생물 기원의 원재료를 그대로 가공한 것의 정제물의 합성물(4) (1)부터 (3)까지의 복합물

## 1. 인삼

① **원재료**: 인삼(Panax ginseng C.A. Meyer)
② **기능 성분의 함량**: Ginsenoside Rg1과 Rb1을 합하여 0.8~34mg/g 함유하여야 함
③ **기능성 내용**: 면역력 증진·피로 개선 등
④ **섭취 시 주의 사항**: 의약품(당뇨치료제, 혈액 항응고제) 복용 시 섭취에 주의

## 2. 홍삼

① 원재료: 수삼(Panax ginseng C.A. Meyer)을 증기 또는 기타 방법
으로 쪄서 익혀 말린 것
② 기능 성분의 함량: Ginsenoside $Rg_1$, $Rb_1$ 및 $Rg_3$를 합하여
2.5~34mg/g 함유하여야 함
③ 기능성 내용: 면역력 증진·피로 개선·혈액 흐름 개선·기억력 개
선·항산화 효과 등
④ 섭취 시 주의 사항: 의약품(당뇨치료제, 혈액 항응고제) 복용 시 섭
취에 주의

## 3. 엽록소 함유 식물

① 원재료: 맥류약엽(보리, 밀, 귀리의 어린싹) 또는 어린 잎, 알팔파의
성숙한 잎, 줄기, 엽록소를 함유한 식용해조류, 맥류약엽, 알팔파,
식용해조류 이외의 식용식물
② 기능 성분의 함량: 총 엽록소를 맥류약엽은 2.4mg/g 이상, 알팔파
는 0.6mg/g 이상, 식용 해조류 및 기타 식용식물은 1.2mg/g 이상
함유하고 있어야 함
③ 기능성 내용: 피부 건강, 항산화에 도움을 줄 수 있음

## 4. 클로렐라

① 원재료: 클로렐라속 조류(藻類)

② 기능 성분의 함량: 총 엽록소를 10㎎/g 이상 함유하고 있어야 함

③ 기능성 내용: 피부 건강, 항산화, 면역력 증진에 도움을 줄 수 있음


## 5. 스피루리나

① 원재료: 스피루리나속 조류(藻類)

② 기능 성분의 함량: 총 엽록소를 5㎎/g 이상 함유하고 있어야 함

③ 기능성 내용: 피부 건강, 항산화, 혈중 콜레스테롤 개선에 도움을 줄 수 있음


## 6. 녹차 추출물

① 원재료: 녹차(Camellia sinensis, Thea sinensis) 잎

② 기능 성분의 함량: 카테킨을 200㎎/g 이상 함유하고 있어야 함. 카테킨은 에피갈로카테킨((-)-epigallocatechin, EGC), 에피갈로카테킨갈레이트((-)-epigallocatechin gallate, EGCG), 에피카테킨((-)-epicatechin, EC) 및 에피카테킨갈레이트((-)-epicatechin gallate, ECG) 합계량으로 환산하며 4가지 카테킨이 모두 확인되어야 함.

③ 기능성 내용: 항산화·체지방 감소에 도움을 줄 수 있음.

④ 섭취 시 주의 사항: 카페인이 함유되어 있어 초조감, 불면 등을 나타낼 수 있음.


## 7. 알로에 전잎

① 원재료: 알로에(Aloevera, Aloe arborescence, Aloe saponaria)의 잎
② 기능 성분의 함량: 안트라퀴논계 화합물(무수바바로인으로서)을 2.0~50.0㎎/g 함유하고 있어야 함
③ 기능성 내용: 배변 활동 원활에 도움을 줄 수 있음


## 8. 프로폴리스 추출물

① 원재료: 꿀벌이 식물에서 채취한 수지에 자신의 분비물을 혼합하여 만든 프로폴리스
② 기능 성분의 함량: 총 플라보노이드를 10㎎/g이상 함유하고 있어야 하며, 파라($p$)-쿠마르산 및 계피산이 확인되어야 함
③ 기능성 내용: 항산화·구강에서의 항균 작용에 도움을 줄 수 있음
④ 섭취 시 주의 사항: 프로폴리스에 알레르기를 나타내는 사람은 섭취에 주의

## 9. 코엔자임Q10

① 원재료: 아그로박테륨 투메파시엔스(Agrobacterium tumefaciens), 파라콕커스 데니트리피칸스(Paracoccus denitrificans), 슈도모나스 에루지노사(Pseudomonas aeruginosa) 등

② 기능 성분의 함량: 코엔자임Q10(CoenzymeQ10)이 980mg/g 이상 함유되어 있어야 함

③ 기능성 내용: 항산화·높은 혈압 감소에 도움을 줄 수 있음


## 10. 대두 이소플라본

① 원재료: 대두(Glycine max L.N)

② 기능 성분의 함량: 대두 이소플라본 비배당체(배당체(Daidzin, Genistin, Glycitin)에 전환계수를 적용한 것과 비배당체(Daidzein, Genistein, Glycitein)의 합)로서 35~440mg/g이어야 함

③ 기능성 내용: 뼈 건강에 도움을 줄 수 있음

④ 섭취 시 주의 사항: 영유아, 어린이, 임산부와 수유부는 섭취에 주의, 대두에 알레르기를 나타내는 사람은 섭취에 주의, 에스트로겐 호르몬에 민감한 사람은 섭취에 주의

## 11. 구아바잎 추출물

① 원재료: 구아바(Psidium gujava)의 잎

② 기능 성분의 함량: 총 폴리페놀이 250~450mg/g 함유되어 있어야 함

③ 기능성 내용: 식후 혈당 상승 억제에 도움을 줄 수 있음


## 12. 바나바잎 추출물

① 원재료: 바나바(Lagerstroemia speciosa)의 잎

② 기능 성분의 함량: 코로솔산(Corosolic acid)으로서 9~13mg/g 함유되어 있어야 함

③ 기능성 내용: 식후 혈당 상승 억제에 도움을 줄 수 있음


## 13. 은행잎 추출물

① 원재료: 은행나무(Ginko biloba)의 잎

② 기능 성분의 함량: 플라보놀 배당체(flavonol glycoside)가 240~300mg/g 함유되어 있어야 하며, 쿼르세틴과 켐페롤의 비율이 0.8~1.2 이어야 함

③ 기능성 내용: 기억력 개선, 혈행 개선에 도움을 줄 수 있음

④ 섭취 시 주의 사항: 임산부, 수유부, 어린이 및 수술전후 환자는 섭취에 주의, 의약품(항응고제) 복용 시 섭취에 주의

## 14. 밀크씨슬(카르두스 마리아누스) 추출물

① 원재료: 밀크씨슬(Silybum marianum)

② 기능 성분의 함량: 실리마린이 320~660mg/g 함유되어 있어야 함

③ 기능성 내용: 간 건강에 도움을 줄 수 있음

④ 섭취 시 주의 사항: 알레르기 반응이 나타나는 경우, 설사, 위통, 복부팽만 등의 위장관계 장애가 나타날 때 섭취 중단

## 15. 달맞이꽃 종자 추출물

① 원재료: 달맞이꽃(Oenothera biennis)의 종자

② 기능 성분의 함량: PGG(Penta-O-galloyl beta-D-glucose)가 20~28mg/g 함유되어 있어야 함

③ 기능성 내용: 식후 혈당 상승 억제에 도움을 줄 수 있음

## 16. 오메가-3 지방산 함유 유지

① 원재료: 식용할 수 있는 어류 및 조류(藻類), 바닷물범(Pagophilus groenlandicus)

② 기능 성분의 함량: EPA와 DHA의 합으로서 식용 가능한 어류 유래 원료는 180mg/g 이상, 바닷물범 유래 원료는 120mg/g 이상, 조류 유래 원료는 300mg/g 이상 함유되어 있어야 함

③ 기능성 내용: 혈중 중성지질 개선·혈행 개선에 도움을 줄 수 있음

## 17. 감마리놀렌산 함유 유지

① 원재료: 달맞이꽃(Evening primrose, Oenothera biennis, Oenothera caespitesa, Oenothera hookeri, Oenothera odorata) 종자, 보라지(Borage, Borago officinalis L.) 종자, 까막까치밥(Black currant, Ribes grossulalis, Ribes ussuriense, Ribes nigrum) 종자

② 기능 성분의 함량: 감마리놀렌산이 70mg/g 이상이어야 함

③ 기능성 내용: 혈중 콜레스테롤 개선, 혈행 개선에 도움을 줄 수 있음

## 18. 레시틴

① 원재료: 대두, 난황

② 기능 성분의 함량: 인지질(아세톤 불용물로서)이 360mg/g 이상 함유되어 있어야 하며 인지질 중 포스파티딜콜린은 대두 레시틴은 100mg/g 이상, 난황레시틴은 600mg/g 이상 함유되어야 함

③ 기능성 내용: 혈중 콜레스테롤 개선에 도움을 줄 수 있음

④ 섭취 시 주의 사항: 대두나 난황에 알레르기를 나타내는 사람은 섭취에 주의

## 19. 스쿠알렌

① 원재료: 상어 간
② 기능 성분의 함량: 스쿠알렌이 980mg/g 이상 함유되어 있어야 함
③ 기능성 내용: 항산화에 도움을 줄 수 있음

## 20. 식물스테롤/식물스테롤 에스테르

① 원재료 및 제조 방법: 대두유, 옥수수유, 채종유를 생산하는 공정 중 탈취 공정 중에 생긴 증류물인 베타-시토스테롤(β-sitosterol), 브라시카스테롤(brassicasterol), 스티그마스테롤(stigmasterol), 캄페스테롤(campesterol)의 혼합물을 추출 및 정제하여 제조하여야 하며, 이 추출 및 정제물을 식용 유지 유래 지방산으로 에스테르화하여 제조하여야 함.
② 기능 성분의 함량: 식물스테롤 함량이 900mg/g 이상이어야 함. 다만, 식물스테롤 에스테르를 원료로 사용한 경우에는 식물스테롤 에스테르와 유리식물스테롤의 합이 800mg/g 이상, 유리식물스테롤 함량이 100mg/g 이하이어야 함
③ 기능성 내용: 혈중 콜레스테롤 개선에 도움을 줄 수 있음
④ 섭취 시 주의 사항: 베타-카로틴(β-carotene)의 흡수를 저해할 수 있음

## 21. 알콕시 글리세롤 함유 상어 간유

① 원재료: 상어 간
② 기능 성분의 함량: 알콕시 글리세롤이 180mg/g 이상 함유되어 있어야 하며 바틸 알코올이 확인되어야 함
③ 기능성 내용: 면역력 증진에 도움을 줄 수 있음

## 22. 옥타코사놀 함유 유지

① 원재료: 미강, 사탕수수
② 기능 성분의 함량: 옥타코사놀이 미강유래 왁스에서 제조한 원료의 경우 100mg/g 이상 함유되어 있어야 하며, 사탕수수 유래 왁스에서 제조한 원료의 경우 540mg/g 이상 함유되어 있어야 함
③ 기능성 내용: 지구력 증진에 도움을 줄 수 있음

## 23. 매실 추출물

① 원재료: 매실(Prunus mune Sieb. et Zucc)
② 기능 성분의 함량: 구연산이 300~400mg/g 함유되어 있어야 함
③ 기능성 내용: 피로 개선에 도움을 줄 수 있음

## 24. 공액 리놀레산

① 원재료: 홍화씨유

② 기능 성분의 함량: 공액 리놀레산(cis-9 및 trans-11 공액 리놀레산, trans-10 및 cis-12 공액 리놀레산, cis-9 및 cis-11 공액 리놀레산, trans-9 및 trans-11 공액 리놀레산의 합)이 660~850mg/g이어야 함

③ 기능성 내용: 과체중인 성인의 체지방 감소에 도움을 줄 수 있음

④ 섭취 시 주의 사항: 위장장애가 발생할 수 있음, 영·유아, 임산부는 섭취를 삼가야 함, 식사조절, 운동을 병행하는 것이 체지방 감소에 효과적임


## 25. 가르시니아 캄보지아 추출물

① 원재료: 가르시니아 캄보지아(Garcinia cambogia) 열매 껍질

② 기능 성분의 함량: 총(-)-Hydroxycitric acid가 600mg/g 이상 함유되어 있어야 함

③ 기능성 내용: 탄수화물이 지방으로 합성되는 것을 억제하여 체지방 감소에 도움을 줌

### 26. 루테인

① 원재료: 마리골드(Tagetes erecta)의 꽃
② 기능 성분의 함량: 루테인(Lutein)을 700mg/g 이상 함유하고 있어야 함
③ 기능성 내용: 노화로 인해 감소할 수 있는 황반 색소 밀도를 유지하여 눈 건강에 도움을 줌
④ 섭취 시 주의 사항: 과다 섭취 시 일시적으로 피부가 황색으로 변할 수 있음

### 27. 헤마토코쿠스 추출물

① 원재료: 헤마토코쿠스(Haematococcus pluvialis)
② 기능 성분의 함량: 아스타잔틴(Astaxanthin)이 60~140mg/g 함유되어 있어야 함
③ 기능성 내용: 눈의 피로도 개선에 도움을 줄 수 있음
④ 섭취 시 주의 사항: 과다 섭취 시 일시적으로 피부가 황색으로 변할 수 있음. β-카로틴의 흡수를 저해할 수 있음

### 28. 쏘팔메토 열매 추출물

① 원재료: 소팔메토(Serenoa repens) 열매

② 기능 성분의 함량: 로르산(Lauric acid)이 220~360mg/g 함유되어 있어야 함

③ 기능성 내용: 전립선 건강의 유지에 도움을 줄 수 있음

④ 섭취 시 주의 사항: 메스꺼움 등 소화계통의 불편함과 설사를 유발할 수 있음

## 29. 포스파티딜세린

① 원재료: 대두 레시틴

② 기능 성분의 함량: 포스파티딜세린이 380mg/g 이상 함유되어 있어야 함

③ 기능성 내용: 노화로 인해 저하된 인지력 개선에 도움을 줄 수 있음

④ 섭취 시 주의 사항: 임산부와 수유부는 섭취에 주의. 과잉섭취 시 위장장애나 불면증을 유발할 수 있음

## 30. 글루코사민

① 원재료: 갑각류의 껍질, 연체류의 뼈, Aspergillus niger

② 기능 성분의 함량: 글루코사민 황산염 또는 염산염이 980mg/g 이상 함유되어 있어야 함

③ 기능성 내용: 관절 및 연골 건강에 도움을 줄 수 있음

④ 섭취 시 주의 사항: 갑각류 알레르기가 있는 사람은 섭취에 주의

## 31. N-아세틸글루코사민

① 원재료: 갑각류의 껍질, 연체류의 뼈
② 기능 성분의 함량: N-아세틸글루코사민이 950mg/g이상 함유되어 있어야 함
③ 기능성 내용: 관절 및 연골 건강, 피부 보습에 도움을 줄 수 있음
④ 섭취 시 주의 사항: 갑각류 알레르기가 있는 사람은 섭취에 주의

## 32. 뮤코다당·단백

① 원재료: 소, 돼지, 양, 사슴, 말, 토끼, 당나귀, 상어, 가금류, 오징어, 게, 어패류의 연골조직
② 기능 성분의 함량: 뮤코다당 단백이 770mg/g 이상 함유되어 있어야 하며, 단백질과 콘드로이친황산의 비율이 1.0~9.0 이어야 함
③ 기능성 내용: 관절 및 연골 건강에 도움을 줄 수 있음

## 33. 구아검/구아검 가수분해물

① 원재료: 구아(Cyamopsis tetragonolobus TAUB)
② 기능 성분의 함량: 식이섬유를 660mg/g 이상 함유하고 있어야 함
③ 기능성 내용: 혈중 콜레스테롤 개선·식후 혈당 상승 억제, 장내 유익균 증식, 배변활동 원활에 도움을 줄 수 있음

④ 섭취 시 주의 사항: 반드시 충분한 물과 함께 섭취할 것


## 34. 글루코만난(곤약, 곤약만난)

① 원재료: 곤약(Amorphophallus konjq)의 뿌리줄기
② 기능 성분의 함량: 식이섬유를 690mg/g 이상 함유하고 있어야 함
③ 기능성 내용: 혈중 콜레스테롤 개선, 배변 활동 원활에 도움을 줄 수 있음
④ 섭취 시 주의 사항: 반드시 충분한 물과 함께 섭취할 것


## 35. 귀리 식이섬유

① 원재료: 귀리(Avena sativa, Avena sterilisand, Avena strigosa) 겨
② 기능 성분의 함량: 식이섬유를 200mg/g 이상 함유하고 있어야 함
③ 기능성 내용: 혈중 콜레스테롤 개선·식후 혈당 상승 억제에 도움을 줄 수 있음
④ 섭취 시 주의 사항: 반드시 충분한 물과 함께 섭취할 것

## 36. 난소화성 말토덱스트린

① 원재료: 옥수수전분
② 기능 성분의 함량: 식이섬유를 850mg/g 이상 함유하고 있어야 함
③ 기능성 내용: 식후 혈당 상승 억제·혈중 중성지질 개선·배변 활동 원활에 도움을 줄 수 있음
④ 섭취 시 주의 사항: 반드시 충분한 물과 함께 섭취할 것


## 37. 대두 식이섬유

① 원재료: 대두(Glycine max L.N)
② 기능 성분의 함량: 식이섬유를 600mg/g 이상 함유하고 있어야 함
③ 기능성 내용: 혈중 콜레스테롤 개선, 식후 혈당 상승 억제, 배변 활동 원활에 도움을 줄 수 있음
④ 섭취 시 주의 사항: 반드시 충분한 물과 함께 섭취할 것(액상 제외), 대두에 알레르기를 나타내는 사람은 섭취에 주의


## 38. 목이버섯 식이섬유

① 원재료: 목이버섯(Auricularia auricula judae)
② 기능 성분의 함량: 식이섬유를 450mg/g 이상 함유하고 있어야 함
③ 기능성 내용: 배변 활동 원활에 도움을 줄 수 있음

④ 섭취 시 주의 사항: 반드시 충분한 물과 함께 섭취할 것(액상 제외)

## 39. 밀 식이섬유

① 원재료: 밀(Triticum turgidum durum, 또는 T. spp)
② 기능 성분의 함량: 식이섬유를 700mg/g 이상 함유하고 있어야 함
③ 기능성 내용: 식후 혈당 상승 억제, 배변 활동 원활에 도움을 줄 수 있음
④ 섭취 시 주의 사항: 반드시 충분한 물과 함께 섭취할 것(액상 제외)

## 40. 보리 식이섬유

① 원재료: 보리(Hordeum vulgare)
② 기능 성분의 함량: 식이섬유를 500mg/g 이상 함유하고 있어야 함
③ 기능성 내용: 배변 활동 원활에 도움을 줄 수 있음
④ 섭취 시 주의 사항: 반드시 충분한 물과 함께 섭취할 것(액상 제외)

## 41. 보리 식이섬유

① 원재료: 아라비아 고무나무(Acacia senegal WILLDENOW)

② 기능 성분의 함량: 식이섬유를 800mg/g 이상 함유하고 있어야 함

③ 기능성 내용: 배변활동 원활에 도움을 줄 수 있음

④ 섭취 시 주의 사항: 반드시 충분한 물과 함께 섭취할 것(액상 제외)


## 42. 옥수수 겨 식이섬유

① 원재료: 옥수수(Zea mays) 겨

② 기능 성분의 함량: 식이섬유를 800mg/g 이상 함유하고 있어야 함

③ 기능성 내용: 혈중 콜레스테롤 개선·식후 혈당 상승 억제에 도움을 줄 수 있음

④ 섭취 시 주의 사항: 반드시 충분한 물과 함께 섭취할 것(액상 제외)


## 43. 이눌린/치커리 추출물

① 원재료: 치커리(Chicorium intybus) 또는 기타 국화과 식물

② 기능 성분의 함량: 식이섬유를 800mg/g 이상 함유하고 있어야 함

③ 기능성 내용: 혈중 콜레스테롤 개선, 식후 혈당 상승 억제, 배변활동 원활에 도움을 줄 수 있음

④ 섭취 시 주의 사항: 반드시 충분한 물과 함께 섭취할 것(액상 제외)

## 44. 차전자피 식이섬유

① 원재료: 차전자(Plantago ovata 또는 Plantago spp.) 껍질
② 기능 성분의 함량: 식이섬유를 790mg/g 이상 함유하고 있어야 함
③ 기능성 내용: 혈중 콜레스테롤 개선, 배변 활동 원활에 도움을 줄 수 있음
④ 섭취 시 주의 사항: 반드시 충분한 물과 함께 섭취할 것(액상 제외)


## 45. 폴리덱스트로스

① 원재료 및 제조 방법: 구연산과 같은 유기산을 사용하여 글루코스와 솔비톨로부터 합성하여 평균 중합도(단당의 결합수)가 12 정도가 되도록 제조하여야 함
② 기능 성분의 함량: 식이섬유를 650mg/g 이상 함유하고 있어야 함
③ 기능성 내용: 배변 활동 원활에 도움을 줄 수 있음
④ 섭취 시 주의 사항: 반드시 충분한 물과 함께 섭취할 것(액상 제외)


## 46. 호로파 종자 식이섬유

① 원재료: 호로파(Trigonella foenum-graecum) 종자
② 기능 성분의 함량: 식이섬유를 450mg/g 이상 함유하고 있어야 함
③ 기능성 내용: 식후 혈당 상승 억제에 도움을 줄 수 있음

④ 섭취 시 주의 사항: 반드시 충분한 물과 함께 섭취할 것(액상 제외)

## 47. 알로에 겔

① 원재료: 알로에 베라(Aloe vera)의 잎
② 기능 성분의 함량: 고형분 중에서 총 다당체를 30㎎/g 이상 함유하고 있어야 함
③ 기능성 내용: 피부 건강, 장 건강, 면역력 증진에 도움을 줄 수 있음

## 48. 영지버섯 자실체 추출물

① 원재료: 영지버섯(Ganoderma lucidum 또는 Ganoderma tsugae) 자실체
② 기능 성분의 함량: 베타글루칸을 10㎎/g 이상 함유하고 있어야 함
③ 기능성 내용: 혈행 개선에 도움을 줄 수 있음

## 49. 키토산/키토올리고당

① 원재료: 갑각류의 껍질, 연체류의 뼈
② 기능 성분의 함량: 키토산은 탈아세틸화도(당 사슬 중에 글루코사

민 잔기 비율)가 80% 이상이어야 하며, 키토산(글루코사민으로서)을 800mg/g 이상 함유하고 있어야 함. 키토올리고당은 키토올리고당을 200mg/g 이상 함유하고 있어야 함

③ 기능성 내용: 혈중 콜레스테롤 개선에 도움을 줄 수 있음

④ 섭취 시 주의 사항: 갑각류 알레르기가 있는 사람은 섭취에 주의

## 50. 프락토 올리고당

① 원재료: 설탕 분자에 1개에서 3개의 과당 분자가 β-1,2 결합한 올리고당류로서 설탕을 녹여서 당액을 만든 후 전이효소 또는 전이효소를 가진 미생물을 사용하여 제조하여야 함. 이눌린(inulin)을 효소로 가수분해하여 제조하여야 함

② 기능 성분의 함량: 프락토 올리고당을 410mg/g 이상 함유하고 있어야 함

③ 기능성 내용: 유익균 증식 및 유해균 억제·칼슘 흡수, 배변 활동 원활에 도움을 줄 수 있음

## 51. 프로바이오틱스

① 원재료: 다음의 미생물 또는 이를 혼합한 균과 균 또는 배양체를 배양시키기 위한 배지 및 보호제

| | 종류 |
|---|---|
| Lactobacillus | L.acidophilus, L.casei, L.gasseri, L.delbrueckii ssp. bulgaricus, L.helveticus, L.fermentum, L.paracasei, L.plantarum, L.reuteri, L.rhamnosus, L.salivarius |
| Lactococcus | Lc. lactis |
| Enterococcus | E.faecium, E.faecalis |
| Streptococcus | S.thermophilus |
| Bifidobacterium | B.bifidum, B.breve, B.longum, B.animalis ssp. lactis |

② 기능 성분의 함량: 생균을 100,000,000 CFU/g 이상 함유하고 있어야 함

③ 기능성 내용: 유산균 증식 및 유해균 억제, 배변 활동 원활에 도움을 줄 수 있음

## 52. 홍국

① 원재료: 쌀, 홍국균(Monascus anka, Monascus purpures, Monascus pilosus, Monascus ruber)

② 기능 성분의 함량: 총 모나콜린 K를 0.5 ㎎/g 이상 함유하고 있어야 하며, 활성형 모나콜린 K가 확인되어야 함

③ 기능성 내용: 혈중 콜레스테롤 개선에 도움을 줄 수 있음

## 53. 대두 단백

① 원재료: 대두(Glycine max L.N)

② 기능 성분의 함량: 조단백질을 건고물 기준으로 400㎎/g 이상 함유하고 있어야 하며, 다이드제인 및 제니스테인이 확인되어야 함

③ 기능성 내용: 혈중 콜레스테롤 개선에 도움을 줄 수 있음

④ 섭취 시 주의 사항: 대두 단백에 알레르기를 나타낼 때는 섭취 주의


## 54. 테아닌

① 원재료: L-글루타민, 에칠아민

② 기능 성분의 함량: L-테아닌이 940㎎/g 이상 함유되어 있어야 함

③ 기능성 내용: 스트레스로 인한 긴장 완화에 도움을 줄 수 있음

④ 섭취 시 주의 사항: 카페인 함유 음료(커피, 홍차, 녹차 등)와의 병용 섭취에 주의, 임산부, 수유부, 어린이 및 수술전후 환자는 섭취에 주의

## 55. 엠에스엠(MSM, Methyl sulfonylmethane, 디메틸설폰)

① 원재료: DMSO(Dimethyl sulfoxide)를 산화한 후 증류, 정제, 여과, 농축한 후 결정화하여 제조하여야 함

② 기능 성분의 함량: 엠에스엠(MSM)이 980mg/g 이상 함유되어 있어야 함

③ 기능성 내용: 관절 및 연골 건강에 도움을 줄 수 있음


## 56. 폴리감마글루탐산

① 원재료: 고초균(Bacillus subtilis)

② 기능 성분의 함량: 폴리감마글루탐산을 700mg/g 이상 함유하고 있어야 함

③ 기능성 내용: 체내 칼슘 흡수 촉진에 도움을 줄 수 있음

# 영양소

비타민, 무기질, 식이섬유, 단백질, 필수지방산 등을 말한다.

## 1. 비타민 A

① **원료:** 레티닐 팔미트산염(Retinyl Palmitate), 레티닐 아세트산염 (Retinyl Acetate), 식품 원료를 사용하여 비타민 A를 보충할 수 있도록 제조, 가공한 것

② **일일섭취량:** 210~1,000㎍ RE

③ **기능성 내용:** 어두운 곳에서 시각 적응을 위해 필요, 피부와 점막을 형성하고 기능을 유지하는 데 필요, 상피세포의 성장과 발달에 필요

## 2. 베타카로틴

① 원료: 식용조류(藻類)(두나리엘라, 클로렐라, 스피루리나 등), 녹엽 식물 (종자, 과실 포함), 당근으로부터 베타카로틴을 추출하여 유(oil)상으로 가공한 것, 합성 베타카로틴, 식품 원료를 분말화하거나 물 또는 주정으로 단순히 추출하여 베타카로틴을 보충할 수 있도록 제조, 가공한 것

② 일일섭취량: 식용조류, 녹엽 식물, 당근 등으로부터 베타카로틴을 추출하여 oil상으로 가공한 것, 합성 베타카로틴의 경우 0.42~7mg 식품 원료를 분말화하거나 물 또는 주정으로 단순히 추출하여 베타카로틴을 보충할 수 있도록 제조·가공한 것의 경우 1.26mg

③ 기능성 내용: 어두운 곳에서 시각 적응을 위해 필요, 피부와 점막을 형성하고 기능을 유지하는 데 필요, 상피세포의 성장과 발달에 필요

## 3. 비타민 D

① 원료: 비타민 $D_2$(Ergocalciferol), 비타민 $D_3$(Cholecalciferol), 식품 원료를 사용하여 비타민 D를 보충할 수 있도록 제조, 가공한 것

② 일일섭취량: 1.5~10µg

③ 기능성 내용: 칼슘과 인이 흡수되고 이용되는데 필요, 뼈의 형성과 유지에 필요, 골다공증 발생 위험 감소에 도움을 줌

## 4. 비타민 E

① 원료: D-알파-토코페롤(D-α-Tocopherol), DL-알파-토코페롤(DL-α -Tocopherol), D-알파-토코페릴 에시드 호박산(D-α-Tocopheryl Acid Succinate), D-알파-토코페릴 초산염(D-α-Tocopheryl Acetate), DL-알 파-토코페릴 초산염(DL-α-Tocopheryl Acetate), 식품 원료를 사용하 여 비타민 E를 보충할 수 있도록 제조·가공한 것
② 일일섭취량: 3.3~400mg α-TE
③ 기능성 내용: 유해산소로부터 세포를 보호하는 데 필요

## 5. 비타민 K

① 원료: 비타민 $K_1$(Phylloquinone, Phytonadione), 식품 원료를 사용 하여 비타민 K를 보충할 수 있도록 제조, 가공한 것
② 일일섭취량: 21~1,000μg
③ 기능성 내용: 정상적인 혈액 응고에 필요, 뼈의 구성에 필요

## 6. 비타민 $B_1$

① 원료: 디벤조일 티아민(Dibenzoyl Thiamine), 디벤조일 티아민 염 산염(Dibenzoyl Thiamine Hydrochloride), 비타민 $B_1$ 나프탈린-1, 5- 디설폰산염(Thiamine Naphthalene-1, 5-Disulfonate), 비타민 $B_1$ 라

우릴 황산염(Thiamine Dilaurylsulfate), 비타민 B$_1$로 단산염(Thiamine Thiocyanate), 비타민 B$_1$ 염산염(Thiamine Hydrochloride), 비타민 B$_1$ 질산염(Thiamine Mononitrate), 식품 원료를 사용하여 비타민 B$_1$을 보충할 수 있도록 제조, 가공한 것

② 일일섭취량: 0.36~100㎎

③ 기능성 내용: 탄수화물과 에너지 대사에 필요

## 7. 비타민 B$_2$

① 원료: 비타민 B$_2$(Riboflavin), 비타민 B$_2$ 인산에스테르나트륨(Riboflavin 5'-Phosphate Sodium), 식품 원료를 사용하여 비타민 B$_2$를 보충할 수 있도록 제조, 가공한 것

② 일일섭취량: 0.42~40㎎

③ 기능성 내용: 체내 에너지 생성에 필요

## 8. 나이아신

① 원료: 니코틴산(Nicotinic Acid), 니코틴산아미드(Nicotinamide), 식품 원료를 사용하여 나이아신을 보충할 수 있도록 제조·가공한 것

② 일일섭취량: 니코틴산인 경우: 4.5~23 ㎎, 니코틴산아미드인 경우: 4.5~670㎎

③ 기능성 내용: 체내 에너지 생성에 필요

## 9. 판토텐산

① 원료: 판토텐산 나트륨(Sodium Pantothenate), 판토텐산 칼슘(Calci-um Pantothenate), 식품 원료를 사용하여 판토텐산을 보충할 수 있도록 제조, 가공한 것

② 일일섭취량: 1.5~200㎎

③ 기능성 내용: 지방, 탄수화물, 단백질 대사와 에너지 생성에 필요

## 10. 비타민 B$_6$

① 원료: 피리독신염산염(Pyridoxine Hydrochloride), 식품 원료를 사용하여 비타민 B$_6$를 보충할 수 있도록 제조, 가공한 것

② 일일섭취량: 0.45~67㎎

③ 기능성 내용: 단백질 및 아미노산 이용에 필요, 혈액의 호모시스테인 수준을 정상으로 유지하는 데 필요

## 11. 엽산

① 원료: 엽산(Folic Acid), 식품 원료를 사용하여 엽산을 보충할 수 있도록 제조·가공한 것

② 일일섭취량: 120~400㎍

③ 기능성 내용: 세포와 혈액생성에 필요, 태아 신경관의 정상 발달에 필요, 혈액의 호모시스테인 수준을 정상으로 유지하는 데 필요

## 12. 비오틴

① **원료**: 비오틴(Biotin), 식품 원료를 사용하여 비오틴을 보충할 수 있도록 제조, 가공한 것

② **일일섭취량**: 9~900μg

③ **기능성 내용**: 지방, 탄수화물, 단백질 대사와 에너지 생성에 필요

## 13 비타민 B$_{12}$

① **원료**: 비타민 B$_{12}$(Cyanocobalamin), 식품 원료를 사용하여 비타민 B$_{12}$를 보충할 수 있도록 제조·가공한 것

② **일일섭취량**: 0.72~2,000μg

③ **기능성 내용**: 정상적인 엽산 대사에 필요

## 14. 비타민 C

① **원료**: 비타민 C(L-Ascorbic acid), L-아스코르빈산나트륨(Sodium L-Ascorbate), L-아스코르빈산스테아레이트(L-Ascorbyl Stearate), 아스코르빈산칼슘(Calcium Ascorbate), 아스코르빈산팔미테이트(Ascorbyl Palmitate), 식품 원료를 사용하여 비타민 C를 보충할 수 있도록 제조, 가공한 것

② **일일섭취량**: 30~1,000㎎

③ **기능성 내용:** 결합조직 형성과 기능 유지에 필요, 철의 흡수에 필요, 유해 산소로부터 세포를 보호하는 데 필요

## 15. 칼슘

① **원료:** 구연산칼슘(Calcium Citrate), 글루콘산칼슘(Calcium Gluconate), 글리세로인산칼슘(Calcium Glycerophosphate), 산화칼슘(Calcium Oxide), 산화칼슘(Calcium Hydroxide), 염화칼슘(Calcium Chloride), 젖산칼슘(Calcium Lactate), 제삼인산칼슘(Calcium Phosphate, Tribasic), 제이인산칼슘(Calcium Phosphate, Dibasic), 제일인산칼슘(Calcium Phosphate, Monobasic), 탄산칼슘(Calcium Carbonate), 황산칼슘(Calcium Sulfate), 식품 원료를 사용하여 칼슘을 보충할 수 있도록 제조, 가공한 것

② **일일섭취량:** 210~800mg

③ **기능성 내용:** 뼈와 치아 형성에 필요, 신경과 근육 기능 유지에 필요, 정상적인 혈액 응고에 필요, 골다공증 발생 위험 감소에 도움을 줌

## 16. 마그네슘

① **원료:** 글루콘산마그네슘(Magnesium Gluconate), 산화마그네슘(Magnesium Oxide), 수산화마그네슘(Magnesium Hydroxide), 염화

마그네슘(Magnesium Chloride), 탄산마그네슘(Magnesium Carbonate), 황산마그네슘(Magnesium Sulphate), 제이인산마그네슘(Magnesium Phosphate, Dibasic), 제삼인산마그네슘(Magnesium Phosphate, Tribasic), 젖산마그네슘(Magnesium L-Lactate), 식품 원료를 사용하여 마그네슘을 보충할 수 있도록 제조, 가공한 것

② 일일섭취량: 94.5~250mg

③ 기능성 내용: 에너지 이용에 필요, 신경과 근육 기능 유지에 필요


## 17. 철

① 원료: 구연산철(Ferric Citrate), 구연산철암모늄(Ferric Ammonium Citrate), 글루콘산철(Ferrous Gluconate), 인산철(Ferric Phosphate), 젖산철(Ferrous Lactate), 푸마르산제일철(Ferrous Fumarate), 피로인산제이철(Ferric Pyrophosphate), 피로인산철나트륨(Sodium Ferric Pyrophosphate), 황산제일철(Ferrous Sulphate), 헴철(Heme Iron), 염화제이철(Ferric Chloride), 환원철(Iron Reduced), 식품 원료를 사용하여 철을 보충할 수 있도록 제조, 가공한 것

② 일일섭취량: 3.6~15mg

③ 기능성 내용: 체내 산소운반과 혈액생성에 필요, 에너지 생성에 필요

④ 섭취 시 주의 사항: 특히 6세 이하는 과량 섭취하지 않도록 주의

## 18. 아연

① **원료:** 글루콘산아연(Zinc Gluconate), 산화아연(Zinc Oxide), 황산아연(Zinc Sulphate), 식품 원료를 사용하여 아연을 보충할 수 있도록 제조·가공한 것
② **일일섭취량:** 2.55~12㎎
③ **기능성 내용:** 정상적인 면역 기능에 필요, 정상적인 세포분열에 필요

## 19. 구리

① **원료:** 글루콘산동(Cupric Gluconate), 황산동(Cupric Sulphate), 식품 원료를 사용하여 구리를 보충할 수 있도록 제조, 가공한 것
② **일일섭취량:** 0.24~7.0㎎
③ **기능성 내용:** 철의 운반과 이용에 필요, 유해산소로부터 세포를 보호하는 데 필요

## 20. 셀레늄

① **원료:** 아셀렌산나트륨(Sodium Selenite), 셀렌산나트륨(Sodium Selenate), 식품 원료를 사용하여 셀레늄을 보충할 수 있도록 제조, 가공한 것

② 일일섭취량: 16.5~135㎍

③ 기능성 내용: 유해산소로부터 세포를 보호하는 데 필요

## 21. 요오드

① 원료: 요오드칼륨(Potassium Iodide), 식품 원료를 사용하여 요오드를 보충할 수 있도록 제조, 가공한 것

② 일일섭취량: 45~150㎍

③ 기능성 내용: 갑상샘 호르몬의 합성에 필요, 에너지 생성에 필요, 신경 발달에 필요

## 22. 망간

① 원료: 글루콘산망간(Manganese Gluconate), 염화망간(Manganese Chloride), 황산망간(Manganese Sulphate), 구연산망간(Manganese Citrate), 식품 원료를 사용하여 망간을 보충할 수 있도록 제조, 가공한 것

② 일일섭취량: 0.9~3.5㎎

③ 기능성 내용: 뼈 형성과 에너지 이용에 필요, 유해산소로부터 세포를 보호하는 데 필요

## 23. 몰리브덴

① 원료: 몰리브덴산암모늄(Ammonium Molybdate), 몰리브덴산나트륨(Sodium Molybdate), 식품 원료를 사용하여 몰리브덴을 보충할 수 있도록 제조, 가공한 것
② 일일섭취량: 7.5~230μg
③ 기능성 내용: 산화·환원 효소의 활성에 필요


## 24. 칼륨

① 원료: 구연산칼륨(Potassium Citrate), 글루콘산칼륨(Potassium Gluconate), 글리세로인산칼륨(Potassium Glycerophosphate), 염화칼륨(Potassium Chloride),젖산칼륨(Potassium Lactate), 탄산수소칼륨(Potassium Bicarbonate), 탄산칼륨(Potassium Carbonate), 제일인산칼륨(Potassium Phosphate Monobasic), 제이인산칼륨(Potassium Phosphate Dibasic), 식품 원료를 사용하여 칼륨을 보충할 수 있도록 제조·가공한 것
② 일일섭취량: 1.05~3.7g
③ 기능성 내용: 체내 물과 전해질 균형에 필요

## 25. 크롬

① 원료: 염화크롬(Chromic Chloride)
② 일일섭취량: 0.015~9mg

## 26. 식이섬유

① 원료: 사람의 소화 효소로 분해하기 어려운 난소화성 고분자 섬유 성분인 식이섬유
② 일일섭취량: 식이섬유로서 5g 이상
③ 기능성 내용: 식이섬유 보충
④ 섭취 시 주의 사항: 반드시 충분한 물과 함께 섭취할 것

## 27. 단백질

① 원료: 두류, 유류, 난류, 어패류, 육류, 견과류, 곡류
② 일일섭취량: 단백질로서 12.0g 이상
③ 기능성 내용: 근육, 결합조직 등 신체조직의 구성성분, 효소, 호르몬, 항체의 구성에 필요, 체내 필수 영양성분이나 활성물질의 운반과 저장에 필요, 체액, 산-염기의 균형 유지에 필요, 에너지, 포도당, 지질의 합성에 필요
④ 섭취 시 주의 사항: 특정 단백질에 알레르기를 나타내는 경우에는 섭취 주의

**[아미노산 Score 환산을 위한 기준 필수아미노산 조성표]**

(단위: ㎎/g 조단백질)

| 구분 | 히스티딘 | 이소로이신 | 로이신 | 라이신 | 메티오닌+시스틴 | 페닐알라닌+티로신 | 트레오닌 | 트립토판 | 발린 |
|------|------|------|------|------|------|------|------|------|------|
| 조성 | 19 | 28 | 66 | 58 | 25 | 63 | 34 | 11 | 35 |

### ※ 아미노산 Score

제품에 함유된 단백질의 아미노산 종류 및 함량을 분석한 후 위의 기준 필수아미노산 조성표의 아미노산 함량과 단위를 맞추어 백분율로 환산함.

환산된 백분율 중 가장 적은 아미노산의 비율을 아미노산스코아라하며 이때 스코아가 85 이상 되어야 함

## 28. 필수지방산

① **원료:** 리놀레산(Linoleic acid), 리놀렌산(Linolenic acid) 또는 이들을 함유하는 원료
② **일일섭취량:** 리놀레산은 4.0g 이상 또는 리놀렌산은 0.6g 이상
③ **기능성 내용:** 필수지방산의 보충
④ **섭취 시 주의 사항:** 특정 단백질에 알레르기를 나타낼 때는 섭취 주의

# 3

# 우리 몸에 도움이 되는 식품

하버드에서 발표한 식품 피라미드에서는 실제로 건강한 식생활 피라미드와 건강한 식생활(어린이용 건강한 식생활 포함)을 발표했다. 건강한 식습관을 위해 포함해야 할 목록들을 살펴보자.

야채, 과일, 통곡물, 건강에 좋은 기름, 그리고 견과류, 콩, 생선, 닭고기와 같은 건강에 좋은 단백질을 매주 섭취하며, 약간의 요구르트나 기타 유제품도 함께 섭취하도록 한다. 하지만, 건강한 식습관 피라미드는 운동, 체중 조절, 비타민 D, 종합 비타민 보충제, 음주자의 음주량 조절 등 건강한 생활방식의 다른 측면도 고려해야 한다.

# THE HEALTHY EATING PYRAMID

Department of Nutrition, Harvard School of Public Health

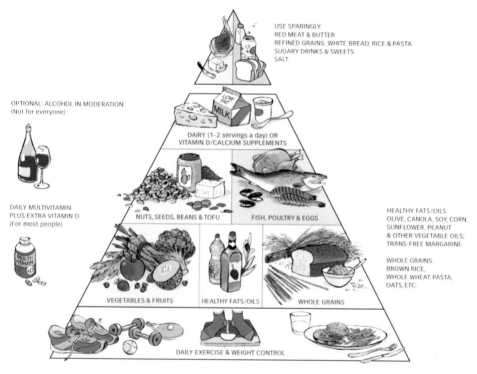

USE SPARINGLY:
RED MEAT & BUTTER
REFINED GRAINS: WHITE BREAD, RICE & PASTA
SUGARY DRINKS & SWEETS
SALT

OPTIONAL: ALCOHOL IN MODERATION
(Not for everyone)

DAIRY (1–2 servings a day) OR
VITAMIN D/CALCIUM SUPPLEMENTS

DAILY MULTIVITAMIN
PLUS EXTRA VITAMIN D
(For most people)

NUTS, SEEDS, BEANS & TOFU

FISH, POULTRY & EGGS

HEALTHY FATS/OILS:
OLIVE, CANOLA, SOY, CORN,
SUNFLOWER, PEANUT
& OTHER VEGETABLE OILS;
TRANS-FREE MARGARINE

WHOLE GRAINS:
BROWN RICE,
WHOLE WHEAT PASTA,
OATS, ETC.

VEGETABLES & FRUITS

HEALTHY FATS/OILS

WHOLE GRAINS

DAILY EXERCISE & WEIGHT CONTROL

https://www.hsph.harvard.edu/nutritionsource/healthy-eating-pyramid/

# **수면**에
도움이 되는 식품

대부분의 사람은 잠들기 어렵거나 밤새 잠을 이루지 못한다거나, 다시 잠을 이루기 어렵다거나 너무 일찍 깨어남, 수면 후 상쾌함을 느낄 수 없거나, 피곤함과 어지러움으로 인해 근무 시간이 손실되는 등의 특징을 지닌 불면증을 종종 또는 만성적으로 경험하게 된다. 수면은 내분비 및 면역 기능을 통해 인체 시스템의 대부분을 회복함으로써 정서, 기억, 인지기능을 유지하는 데 필수적이다. 따라서 수면은 건강 유지, 정신적 안정 등 정상적인 생활을 위한 가장 본능적이고 필수적인 생리적 요구 중 하나이다. 한편, 인간은 불면증, 수면과다, 기면증, 수면무호흡증 등 다양한 수면장애를 겪을 수 있다.

바나나

바나나에는 트립토판과 마그네슘이 풍부하게 포함되어 있어, 수면을 촉진하는 효과가 있다.

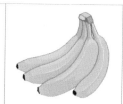

검정콩

검정콩 종류는 단백질과 마그네슘이 풍부해서 수면을 촉진시켜 주는 효과가 있다.

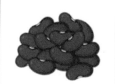

잣과 씨앗류

잣, 아몬드 등에는 멜라토닌 수치를 높여주고 마그네슘이 풍부하게 들어 있어 수면을 개선하는 데 도움이 된다.

카모마일, 레몬밤

차는 소화를 개선시켜 주고, 불안과 긴장을 풀어주는 효과가 있다.

우유

트립토판과 아미노산인 카제인이 함유되어 있어 수면을 유도하고 편안한 잠을 돕는 데 도움이 될 수 있다.

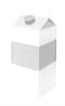

## **고혈압**에
도움이 되는 식품

　고혈압은 수축기 혈압이 140이 넘거나 이완기 혈압이 90이 넘는다면 고혈압이라 부른다. 고혈압은 다양한 질환을 유발할 수 있으나 특별한 증상이 없는 것이 문제다. 목덜미 당김이나, 멀미, 두통, 손목 부종 등의 증상이 나타나면 고혈압을 의심해 봐야 하고, 늦기 전에 관리해야 하며 일상생활에서도 좋은 음식을 섭취하는 것이 중요하다.

| | |
|---|---|
| **해바라기씨**<br>칼륨, 칼슘, 비타민 B군의 복합체가 풍부하고, 콜레스테롤이 없으며, 오히려 콜레스테롤 억제 효과가 있다. 꾸준히 섭취하면 고혈압 환자에게 도움이 될 것이다. | 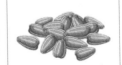 |
| **양배추**<br>양배추는 식이섬유가 풍부하고, 칼륨 성분이 함유되어 있어 혈압을 낮추는 역할도 한다. 되도록 생으로 먹는 것이 도움이 된다. 또한 양배추는 콜레스테롤을 낮춰주는 효과가 있다. | 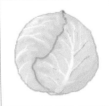 |

| | |
|---|---|
| **다크초콜릿**<br><br>다크초콜릿을 30kcal/day 18주 동안 섭취한 사람이 별다른 부작용 없이 혈압이 낮아졌다는 보고가 있다. | 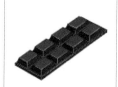 |
| **아보카도**<br><br>아보카도는 칼륨 성분이 있어서 혈압을 낮춰주는 효과가 있다. 또한, 카로티노이드라는 항산화 성분이 있어 혈관 벽을 튼튼하게 만들어 혈행 개선 효과가 있다. | 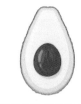 |
| **양파**<br><br>양파는 혈관의 탄력을 키워 혈압을 정상으로 유지하는 데 일조한다. 퀘르세틴이라는 성분은 혈액 속의 지방과 혈전을 녹여 고지혈증에도 도움이 된다. | 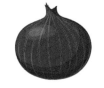 |
| **당근**<br><br>당근은 항산화 성분이 포함되어 있어 중성 지방의 배설에 일조하며, 혈압을 떨어뜨리는 효과가 있다. 또한, 칼륨, 칼슘, 미네랄 등이 풍부하다. | 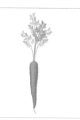 |
| **감자**<br><br>심장 건강에 도움이 되는 대표적인 영양소가 칼륨과 마그네슘인데 감자에 풍부하게 포함되어 있다. 칼륨은 나트륨을 제거해 주므로 혈압 예방에 도움이 된다. | 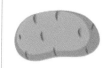 |

# **뇌 건강**에
## 좋은 식품

뇌는 심장을 뛰게 하고, 감정을 느끼고, 동작을 조절하는 기관이다. 따라서 뇌 건강을 유지하는 것이 매우 중요하다. 뇌 건강을 잘 유지하면 치매를 예방하는 데 도움이 된다. 뇌 건강을 위해서는 운동, 수면, 휴식 등의 관리에도 신경 써야 한다.

**블루베리**

비타민, 안토시아닌 등이 풍부하고, 영양소가 풍부하다. 안토시아닌은 항산화 성분 가운데서도 그 효과가 뛰어나다.

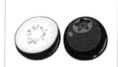

**오메가3**

등 푸른 생선에 많이 포함된 오메가3 지방산인 DHA가 뇌를 보호하고 치매의 발병 위험을 낮추는 데도 도움이 된다.

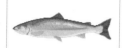

**호두**

호두는 생김새가 뇌와 비슷하고 토코페롤, 불포화지방산 등은 염증을 줄이는 데 도움이 된다. 호두는 노화와 함께 감퇴할 수 있는 뇌 기능을 유지하는 데 도움을 준다.

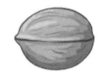

**녹색 잎채소**

녹색 잎채소, 시금치, 케일 등은 노화로 인한 인지 감퇴를 늦추는 데 도움이 된다.

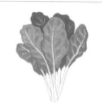

**요구르트**

장에는 많은 면역 세포가 존재하고, 장 건강은 뇌 건강과 관련이 있으므로 장 건강은 잘 유지하는 것이 좋다.

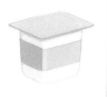

# **뼈**를
## 튼튼하게 해주는 식품

 

뼈의 총 골량은 35세 전후부터 10년마다 3%씩 천천히 감소하다 50세 전후부터 급격히 줄어들게 되는데, 이에 30대부터 골밀도를 채우는 음식을 섭취하는 것이 중요하다.

골다공증은 뼈에 구멍이 생기는 것으로 뼈가 약해져 골절의 위험이 크다. 따라서 뼈 건강에 도움이 되는 영양소가 풍부한 식품을 챙겨 먹는 것은 매우 중요하다.

| | |
|---|---|
| **브로콜리**<br><br>브로콜리 한 컵에는 약 43㎎의 칼슘이 포함되어 있다. 또한 비타민 K가 풍부하여 뼈세포를 보호하는 역할이 있다. | 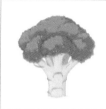 |
| **병아리콩**<br><br>병아리콩은 칼슘이 완두콩의 두 배나 많이 포함되어 있다. 마그네슘, 섬유질이 포함되어 있어 골다공증이나, 약한 근육으로 인해 발생하는 뼈 관련 질환 예방에 도움이 된다. |  |
| **미역**<br><br>미역은 알칼리성 식품이며, 칼슘이 시금치의 25배, 우유의 13배에 달한다. 또한, 미역은 칼슘 흡수율도 매우 뛰어나다. 또한, 칼로리도 낮아 다이어트에도 매우 좋다. | 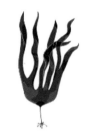 |
| **멸치**<br><br>멸치는 뼈에 좋은 칼슘 함량이 높다. | 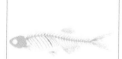 |
| **유제품**<br><br>유제품은 골다공증에 매우 좋은 음식이다. 우유에는 칼슘, 미네랄, 단백질, 비타민 등이 풍부하다. 치즈 속 칼슘은 뼛속의 지방까지 제거하고 그 빈자리를 채워 골밀도를 높이는 것으로 드러났다. 따라서 요구르트 제품보다는 그릭요거트를 섭취하며, 우유보다 치즈를 섭취하는 것이 중요하다. | 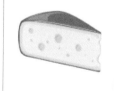 |

## **면역력**에
## 좋은 식품

 

 

 

면역이란 우리 몸이 외부에서 몸속에 들어온 질병을 일으킬 수 있는 생물에 대항해 항체를 생산하여 그 외부 유입 물체의 독소를 중화하거나 죽여 그 병에 걸리지 않게 하는 작용을 말한다. 면역력을 높이기 위해서는 생활 습관을 개선해야 한다. 잘 먹는 것이 중요한데, 잘 먹는 것이란 무엇을 어떻게 먹어야 잘 먹는 것일까?

### 버섯

버섯은 항암효과가 있으며, 면역력을 높여주는 식품 중 하나이다. 이는 베타글루칸이란 성분 때문인데 이는 인체 내 세포들의 면역 기능을 활성화시켜 준다.

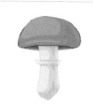

### 브로콜리

브로콜리에 함유된 비타민 C, 셀레늄 등은 활성산소를 저해하고 면역체계의 노화를 억제시켜 준다.

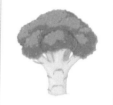

### 양파

양파에는 퀘르세틴이라는 강력한 항산화 성분이 포함되어 있다. 특히, 자색 양파에는 다른 식품들에 비해 퀘르세틴이 4배가 많이 들어있다.

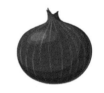

### 파프리카

베타카로틴이 풍부한 파프리카는 체내에서 비타민 A로 변화되어 면역력 강화에 도움이 된다.

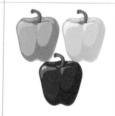

### 마늘

한국 음식에 마늘이 들어가는 것이 많다. 마늘에는 셀레늄, 마그네슘 등의 항염증, 항산화 성분들이 많으며 이는 세균 증식을 억제하고 세포를 보호하는 기능이 있다.

# 참고 문헌

- 김미경 외 13인. (2010). 건강기능식품. (주)교문사. 1-306.

- 김태억 외 1인. 기능성 식품산업 시장현황 및 천연물 소재 연구개발. 생명공학정책연구센터

- 두산백과 http://www.doopedia.co.kr/

- 맹영선 외 1인. (2002). 생태학적 시대의 식품과 건강. 유한문화사. 1-394.

- 식품의약품안전처 http://www.mfds.go.kr/

- 이형주 외 4인. (2011). 기능성식품학. 수학사. 1-357.

- 한국식품과학회. (2008). 식품과학기술대사전. 광일문화사.

- Ahmad SS, Ahmad K, Hwang YC, Lee EJ, Choi I: Therapeutic Applications of Ginseng Natural Compounds for Health Management. *International journal of molecular sciences.* 2023;24(24).

- Azab A, Nassar A, Azab AN: Anti-Inflammatory Activity of Natural Products. *Molecules (Basel, Switzerland).* 2016;21(10).

- Chisari E, Shivappa N, Vyas S: Polyphenol-Rich Foods and Osteoporosis. *Current pharmaceutical design.* 2019;25(22): 2459-2466.

- Ekiert HM, Szopa A: Biological Activities of Natural Products. *Molecules (Basel, Switzerland).* 2020;25(23).

- Gonzalez de Mejia E, Ramirez-Mares MV: Impact of caffeine and coffee on our health. *Trends in endocrinology and metabolism: TEM.* 2014;25(10): 489-492.

- Huang WY, Davidge ST, Wu J: Bioactive natural constituents from food sources-potential use in hypertension prevention and treatment. *Critical reviews in food science and nutrition.* 2013;53(6): 615-630.

- Hu Z, Oh S, Ha TW, Hong JT, Oh KW: Sleep-Aids Derived from Natural Products. *Biomolecules & therapeutics.* 2018;26(4): 343-349.

- Kim J, Lee SL, Kang I, et al.: Natural Products from Single Plants as Sleep Aids: A Systematic Review. *Journal of medicinal food.* 2018;21(5): 433-444.

- Liang X, Wang Q, Jiang Z, et al.: Clinical research linking Traditional Chinese Medicine constitution types with diseases: a literature review of 1639 observational studies. *Journal of traditional Chinese medicine = Chung i tsa chih ying wen pan.* 2020;40(4): 690-702.

- Lorca C, Mulet M, Arévalo-Caro C, et al.: Plant-derived nootropics and human cognition: A systematic review. *Critical reviews in food science and nutrition.* 2023;63(22): 5521-5545.

- Naeem A, Hu P, Yang M, et al.: Natural Products as Anticancer Agents: Current Status and Future Perspectives. *Molecules (Basel, Switzerland).* 2022;27(23).

- Puri V, Kanojia N, Sharma A, Huanbutta K, Dheer D, Sangnim T: Natural product-based pharmacological studies for neurological disorders. *Frontiers in pharmacology.* 2022;13: 1011740.

- Santana LF, Inada AC, Espirito Santo B, et al.: Nutraceutical Potential of Carica papaya in Metabolic Syndrome. *Nutrients.*

2019;11(7).

- Schaafsma A, de Vries PJ, Saris WH: Delay of natural bone loss by higher intakes of specific minerals and vitamins. *Critical reviews in food science and nutrition.* 2001;41(4): 225-249.

- Venkatesan J, Vinodhini PA, Sudha PN, Kim SK: Chitin and chitosan composites for bone tissue regeneration. *Advances in food and nutrition research.* 2014;73: 59-81.

- Verma T, Sinha M, Bansal N, Yadav SR, Shah K, Chauhan NS: Plants Used as Antihypertensive. *Natural products and bioprospecting.* 2021;11(2): 155-184

# 색인